浙江省医疗机构管理与诊疗技术规范丛书
编委会

2018

病历书写规范

Standard of Writing of Medical Records

主 编◎梁廷波

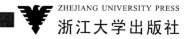

ZHEJIANG UNIVERSITY PRESS
浙江大学出版社

图书在版编目（CIP）数据

病历书写规范 / 梁廷波主编. — 杭州：浙江大学
出版社，2018.11（2024.7重印）
ISBN 978-7-308-18473-1

Ⅰ.①病…　Ⅱ.①梁…　Ⅲ.①病案－书写规则　Ⅳ.
①R197.323

中国版本图书馆CIP数据核字（2018）第176157号

病历书写规范

梁廷波　主编

策划编辑	张　鸽
责任编辑	金　蕾（jinlei1215@zju.edu.cn）
责任校对	陈静毅　陆雅娟
封面设计	黄晓意
出版发行	浙江大学出版社
	（杭州市天目山路148号　邮政编码310007）
	（网址：http://www.zjupress.com）
排　版	杭州兴邦电子印务有限公司
印　刷	浙江新华数码印务有限公司
开　本	889mm×1194mm　1/16
印　张	15
字　数	337千
版印次	2018年11月第1版　2024年7月第9次印刷
书　号	ISBN 978-7-308-18473-1
定　价	60.00元

《病历书写规范》
编委会

主　　编：梁廷波

顾　　问：徐少明

编　　委（按姓氏笔画为序）：

丁志明	丁国庆	丁智勇	王　伟	王财富	王波定
毛　伟	毛建山	方　英	石桂枝	卢中秋	付铁红
冯　刚	任世强	刘　剑	江荣林	孙　军	严　敏
李　伟	李国熊	吴建浓	汪　伟	宋柏杉	张　茂
张　勤	张国强	张常乐	陈丽羽	陈新宇	罗文达
季敬伟	金筱筱	赵彩莲	胡建邦	胡斌春	俞新乐
徐少明	徐志豪	翁卫东	郭晓东	涂韶松	梁廷波
董玉娥	韩炳江	程俊杰	蔡　斌	蔡雪黎	裴继强
潘永苗	潘胜东				

编写秘书：潘胜东

序　言

　　为进一步加强医疗机构管理,规范医务人员的医疗行为,原浙江省卫生厅于2003年编辑出版了《浙江省医疗机构管理与诊疗技术规范丛书》(第一版),2014年修订出版了第二版。该丛书作为我省各级医疗机构从事医疗和业务管理人员日常工具书,对提高我省医疗质量和医疗服务水平发挥了重要作用。

　　随着疾病诊治和医疗管理理念的不断更新,医疗技术和质量管理面临新要求,需要更加专业化、科学化、精细化,也需要本丛书不断完善和持续更新。为此,我委组织开展了第三版丛书的编写工作,新一版丛书保留了之前两个版本中行之有效的许多好的做法和成功的经验,并根据国家新颁布的相关法律法规,结合我省的医院管理与临床实践增加了许多新内容,修订完善了新制度以及各种技术规范。

　　本版丛书得到了我省各相关专业诸多资深专家的支持,各质控中心起到了重要的组织协调作用,在此,我谨向参与本版丛书编写的各级卫生行政部门、医学院校、有关医疗机构、质控中心及各位专家和全体编审人员表示衷心感谢。

　　诚恳希望读者不吝赐教以益提高。

浙江省卫生健康委员会主任

张平

2018年11月

前　　言

　　病历作为医学发展的永久话题之一,是医疗工作的全面记录,客观地反映疾病诊断、治疗及其转归的全过程。在现代医院管理中,病历作为医疗活动信息的主要载体,不仅是医疗、教学、科研的第一手资料,也是综合评价医院医疗质量、学科技术水平、行政管理水平的重要依据。

　　随着近年医院评审评价的工作开展,病历书写的规范性、内涵性等的要求愈发显得重要,国家卫生健康委员会近期颁布的《医疗质量安全核心制度要点》也对病历书写提出了更高的要求。《病历书写规范》作为浙江省医疗机构管理与诊疗技术规范丛书之一,修编的重点依据是国家卫生健康委员会的《病历书写基本规范》《住院病案首页数据填写质量规范(暂行)》《医疗机构病历管理规定》等规范性文件,结合《中华人民共和国侵权责任法》《医疗事故处理条例》的相关要求及医院评审评价工作的最新要求,在旧版的基础上,增加了麻醉、产科、儿科、精神科及急诊留抢/留观病历、日间病历的书写要求。同时,基于浙江大学医学院附属第二医院、浙江大学医学院附属妇产科医院、浙江大学医学院附属儿童医院、浙江省中医院等医疗机构现行住院病历标准制定了病历参考模板,供各医疗机构和医务人员参考使用。

　　随着医院改革的不断深化、医学信息化技术的不断发展和医院管理水平的不断提高,《病历书写规范》仍会面临新问题,我们将注意总结经验,以便今后进一步修订,使之更为完善。

　　在《病历书写规范》的修订过程中,得到了各省级医院、市级病历质控中心、省麻醉质控中心及急诊质控中心的大力支持,在此一并感谢!

浙江省病历管理质量控制中心

2018年8月

目　录

第一部分　书写规范

第二部分　病历参考模板

附　录

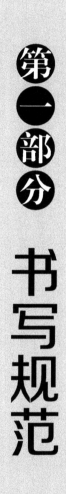

第一部分　书写规范

第一章

总　论

第一节　基本概念

一、病　历

病历是医务人员在医疗活动过程中形成的文字、符号、图表、影像、切片等资料的总和。病历按类型分为门(急)诊病历(含急诊观察病历)和住院病历;按时间分为运行病历和归档病历;按记录载体分为纸质病历和电子病历。

在医疗过程中因医院诊疗流程需要而形成的各类检验、检查申请单、预约单、收费记录单等,不属于病历内容,一般无须归入病历保存。

(一)按类型分

1. 门(急)诊病历

门(急)诊病历内容包括门(急)诊病历首页[门(急)诊手册封面]、病历记录、检验报告、医学影像检查资料、门(急)诊处方等。

2. 住院病历

住院病历内容包括住院病案首页,入院记录(分为入院记录、再次或多次入院记录、24小时内入出院记录、24小时内入院死亡记录),病程记录(包括首次病程记录、日常病程记录、上级医师查房记录、疑难病例讨论记录、交/接班记录、转科记录、接科记录、阶段小结、抢救记录、有创诊疗操作记录、会诊记录、术前小结、术前讨论记录、麻醉术前访视记录、麻醉记录、手术记录、手术安全核查记录、手术清点记录、术后首次病程记录、麻醉术后访视记录、出院记录、死亡记录、死亡病例讨论记录、病重/病危患者护理记录),知情同意书(包括手术知情同意书、麻醉知情同意书、输血治疗知情同意书、特殊检查/特殊治疗知情同意书、病危/重通知书等),医嘱单(分为长期医嘱单和临时医嘱单),体温单,辅助检查报告单(包括检验报告、医学影像检查报告、病理报告等各种检查报告单),涵盖患者住院的全过程。

(二)按记录载体分

1. 纸质病历

纸质病历可由医务人员直接书写或打印电子病历修改而成,多数医院是采用两种模式并行,有同等作用。

2. 电子病历

电子病历是医务人员在医疗活动中,使用医疗机构信息系统生成的文字、符号、图表、图形、数字、影像等数字化信息,并能实现存储、管理、传输和重现的医疗记录,是病历的一种记录形式。电子病历通常含有全部纸质病历的内容,医务人员使用电子签名,有助于无纸化办公管理。随着信息化技术的不断发展,电子病历的系统化应用已成为医疗机构发展的必备条件,并已成为"数字医疗"的核心内容之一。

二、病历书写

病历书写是医务人员对问诊、查体、辅助检查、诊断、治疗、护理等医疗活动进行归纳、分析、整理而形成医疗活动记录的行为。病历书写应按照卫生行政主管部门的《病历书写基本规范》规定的格式和内容在规定的时限内,由符合资质的相应医务人员书写完成。

三、病 案

病案是患者出院后由病案室归档保存的病历,包含患者住院期间的全部医疗、护理及其他资料等。电子病历的保存,应遵循医疗工作流程和医疗安全管理,并符合《电子病历应用管理规范(试行)》的要求。住院电子病历在患者出院、经上级医师审核确认后归档,归档后由电子病历管理部门统一管理,必要时可打印成纸质病历保存。

四、病案首页

病案首页是医疗记录的精华与浓缩,也是病历中最集中、最重要和最核心的部分,是医务人员使用文字、符号、数字等方式,将患者住院期间相关信息精炼汇总在特定的表格中,形成的病历数据摘要。住院病案首页包括患者的基本信息、住院过程信息、诊疗信息、费用信息,应按照"住院病案首页部分项目填写说明""住院病案首页数据填写质量规范"逐项填写。疾病诊断编码应当统一使用ICD-10,手术和操作编码应统一使用ICD-9-CM3。使用疾病诊断相关分组(DRGs)开展医院绩效评价或医保付费的,应使用临床版ICD-10和临床版ICD-9-CM3编码。

第二节 病历的作用

病历在医疗、教学、科研等各方面都有重要的作用,病历质量可以客观地反映一家医院的医疗质量及管理水平。

(1)病历是医务人员临床实践的原始记录,是诊断治疗疾病的基础资料和依据,对疾病的诊断与治疗起主要的指导作用,使医务人员更好地服务于患者。

(2)病历为临床教学提供不可缺少的生动的教学材料。书写病历是培养医师临床思维能力的基本方法,从而提高医师对患者的服务质量。

(3)病历为疾病与科学研究提供宝贵的原始素材,有助于对疾病作深入的了解,是临床医学论文研究资料的主要依据与来源。

（4）病历为医院科学管理提供医疗工作信息，是医院质量管理的主要载体。

（5）病历可以反映医院的医疗质量和水平，是考核医院工作与医师实践能力的客观标准之一。

（6）病历反映医患沟通情况，增加医患之间的互信，并为医疗过程和行为提供不可替代的原始证据和法律文书。

（7）病历是医疗保险付费的凭据。

第三节　病历书写与打印病历的基本要求

病历由各级医护人员协作而成，病历书写与打印病历应遵循下列基本要求。

（1）病历书写的内容要求客观、真实，记录应当规范、准确、完整、及时，以充分体现病历的客观性、科学性和法律性等特点，这是病历书写的基本原则，在病历书写时必须严格遵守。

（2）手工书写病历应当使用蓝黑墨水或碳素墨水，病历书写需复写的资料可以使用蓝或黑色的圆珠笔。

（3）病历书写应当使用中文和医学术语，通用的外文缩写和无正式中文译名的症状、体征、疾病名称等可以使用外文。医疗机构可以根据医院实际情况制定相应制度，明确在本机构中可以使用或禁止使用的英文缩写名称及意义。

（4）病历书写应当文字工整、字迹清晰、表述准确、语句通顺、标点正确。在书写过程中若出现错字，应当用双线画在错字上；原字迹应可辨认，不得采用刮、粘、涂等方法掩盖或去除原来的字迹。需修改或补充的内容应及时完成。封存或归档以后不得再修改。

（5）打印病历应当按照规定的内容录入并及时打印成纸质病历，统一纸张、字体、字号及排列格式，医师手写签名确认。打印病历编辑过程中应当按照权限要求进行修改。关于电子病历痕迹，纸质版与电子版要一致，已完成录入打印并签名的病历不得修改。

（6）上级医务人员有审查、修改下级医务人员书写的病历的责任。修改时，修改人员应签名并注明修改日期，并应保持原记录清楚、可辨。

（7）实习医务人员、试用期（非执业医师）医务人员书写的病历，经在本医疗机构合法执业的医务人员审阅、修改并签名后方有效。取得执业医师资格的进修医务人员由接收进修的医疗机构根据其胜任本专业的情况认定书写病历的资质。

（8）病历中的日期和时间一律采用阿拉伯数字书写，日期按照年、月、日的形式记录，时间采用24小时制记录，一般要求精确到分。

（9）病历各部分内容应从起始页开始准确标注页码，如入院记录第1、2……页，病程记录第1、2……页等。

（10）因抢救急危患者而未能及时书写病历的，有关医务人员应当在抢救结束后6小时内据实补记，并加以注明。

（11）对需取得患者书面同意方可进行的医疗活动（如特殊检查、特殊治疗、手术、实验性临床医疗等),应当由患者本人签署知情同意书。患者不具备完全民事行为能力(如昏迷、病情危重、精神异常、未成年人等)时,应当由其法定代理人签名;患者因病无法签名时,应当由其授权的人员签名;为抢救患者,在法定代理人或被授权人无法及时签名的情况下,可由医疗机构负责人或者被授权的负责人签名。因实施保护性医疗措施不宜向患者说明情况的,应当将有关情况告知患者的近亲属,由患者的近亲属签署知情同意书,并及时记录。患者无近亲属的或患者的近亲属无法签署知情同意书的,由患者的法定代理人或者关系人签署同意书。

(12)为确保病历的内涵质量和对病历的终末质量进行控制,各级医院对病历应构建监控体系,并接受卫生行政部门对运行病历和归档病历进行检查或评审。

本规范的病历书写相关规定,根据原国家卫生计生委①颁布的《病历书写基本规范》,并结合本省相关规章制定,各地区可根据本规范,结合实际制定相应的实施细则。

第四节 病历的发展趋势

随着信息化技术的不断发展,病历信息的电子化程度越来越高,医务人员已逐步从传统手写病历的模式转换为计算机录入、病历打印的模式,各类的病历信息资料也实现了数字化存储与传输。随着"智慧医疗"的推进及医疗卫生管理要求的不断提高,要求建立患者的"电子健康档案",要求实现患者在不同医疗机构间的就诊信息共享,实现真正意义上的高度集成的电子病历已成为今后病历发展的趋势。

1. 电子病历记录与临床信息系统的融合

医疗机构的电子病历主要包括门诊、急诊、住院病历及其他医疗信息记录。为指导电子病历在医疗机构的开展,2010年4月1日原国家卫生计生委发布了《电子病历基本规范(试行)》。2017年2月15日发布了《电子病历应用管理规范(试行)》(2017年4月1日正式实施),其对电子病历的基本要求、书写与储存、使用及封存等均作了规定。目前,电子病历已在我国各级各类医疗机构中广泛推行,但区域间、不同医疗机构间的发展不平衡,很多医疗机构还处于电子编辑、打印病历的状态,还不是真正意义上的电子病历。电子病历的发展需要以构建电子病历集成框架为主流,实现与医院LIS、PACS、心电信息、临床路径、移动医务工作站、感控、麻醉、超声、重症监护、病理、手术示教、远程医疗等多个临床信息系统之间工作的交互融合,并建立一体化的临床数据中心,以适应数据存储、访问及共享的需求。

2. 电子病历的结构化趋势

就多数医疗机构发展水平来看,全国的电子病历还处在半结构化的应用状态,为了实现医疗信息记录的有效储存、检索及共享,需要重点解决电子病历系统的全结构化问题。全结构化电子病历的主要特点之一就是智能性强,易于检索。目前,我国电子病历的结构数据主要以固定化表单录入为主,以开放式结构化录入为辅,智能化程度不够高,如每位临床医师

---

①该机构于2018年3月调整为国家卫生健康委员会。

对同一疾病主诉体征的描述就存在很大的差异。由于数据定义得不准确,这就为后期数据应用造成了困难。因此,电子病历的结构化不但要解决结构化模式和框架结构,还要建立知识驱动型的病历模型,实现结构化的数据录入方式,从而为电子病历的区域性协同发展,即:从单一医院内部的信息化建设向医院集成统一的信息系统与区域医疗卫生实现一体化的方向发展,打下坚实的基础。

3. 电子数字签名

目前,制约电子病历发展的主要困难之一就是病历的签名问题。如何完善电子病历电子签名,是值得深入探讨的问题。2004年8月,全国人大通过的《中华人民共和国电子签名法》(简称《电子签名法》),在一定程度上为电子病历的安全数字化签名提供了法律上的依据。电子签名是指数据电文中以电子形式所含、所附用于识别签名人身份并表明签名人认可其中内容的数据。可靠的电子签名应同时满足以下4个条件。

(1)电子签名制作数据用于电子签名时,属于电子签名人专用。

(2)签署时电子签名制作数据仅由电子签名人控制。

(3)签署后对电子签名的任何改动能够被发现。

(4)签署后对数据电文内容和形式的任何改动能够被发现。

《电子病历应用管理规范(试行)》第二十六条明确指出电子病历中的电子签名,是指《电子签名法》第二条规定的数据电文中以电子形式所含、所附用于识别签名人身份并表明签名人认可其中内容的数据。"可靠的电子签名"是指符合《电子签名法》第十三条有关条件的电子签名。电子病历中引入可靠的电子签名,对医疗单位、患者都将起到一定的安全保护作用,但数字签名对技术要求很高,电子签名又是一个复杂的过程,包括信息系统中用户身份的验证,电子病历文书上医务人员电子签名和电子印章,以保证数据修改的不可抵赖性认证;还涉及数据的网络传输加密以及网络数据交换的有效性和合法性等,确保电子病历患者信息的保密性和存储的安全性。因此,目前并未在医疗机构广泛实施。随着信息技术的不断发展及相关管理机制的完善,最终将实现电子病历的电子签名。

第二章

住院病历书写规范

第一节　入院记录

一、概念和分类

入院记录是指患者入院后,由经治医师通过问诊、查体、辅助检查获得有关资料,并对这些资料归纳分析书写而成的记录。其依据不同情况与治疗要求,可分为入院记录、再次或多次入院记录、24小时内入出院记录、24小时内入院死亡记录、日间病历入出院记录。

入院记录、再次或多次入院记录应当于患者入院后24小时内完成;24小时内入出院记录应当于患者出院后24小时内完成,24小时内入院死亡记录应当于患者死亡后24小时内完成,日间病历入出院记录书写时限同24小时内入出院记录。

二、入院记录内容

入院记录是住院病历的主要部分,内容包括患者的一般情况(姓名、性别、出生日期、年龄、民族、婚姻状况、出生地、职业、入院时间、记录时间、病史陈述者),主诉,现病史,既往史,个人史,婚育史,女性患者的月经史,家族史,体格检查,专科情况,辅助检查,入院诊断,书写入院记录的医师签名等。非执业医师书写的入院记录应由执业医师审核签名。入院记录要求在患者入院后24小时内完成。

对急、危重患者,来不及书写入院记录时,要求即刻书写首次病程记录,待抢救后情况许可时再及时书写入院记录。

三、入院记录各项的书写要求

(一)主　诉

主诉指促使患者就诊的主要症状(或体征)及持续时间的记录,是对患者就诊原因的高度概括。记录应简明扼要,应能导出主要诊断;一般不超过20个字,原则上不能用诊断或检查结果来代替主诉;若有几个主要症状,须按发生的先后顺序排列;对于慢性病的时间超过一年或短期内病情加重或变化较大的,应有近况描述。

（二）现病史

现病史指患者本次疾病的发生、演变、诊疗等方面的详细情况,应当按时间顺序记录,发生时间应与主诉一致。现病史内容包括下列几个方面。

（1）发病情况:发病时间、地点、起病缓急、前驱症状、可能的病因及诱因等。

（2）主要症状的特点及其演变情况:要准确、具体地描述每一个症状的发生、发展及其变化。如对于疼痛,应询问疼痛发生的时间、部位、性质、程度、持续时间,有无放射痛,缓解或加剧因素等;如对于慢性病,应有前后比较。按发生的先后顺序描述与记录。

（3）伴随症状:发生的时间、演变情况及与主要症状之间的相互关系。

（4）发病后的诊治经过及效果:发病后至入院前的诊治情况,与本次疾病相关的在院内外接受检查与治疗的详细经过与效果。对患者提供的药名、诊断和手术名称需加双引号以示区别。

（5）与鉴别诊断有关的阳性或阴性资料等。

（6）一般情况:发病以来的精神状态、心理评估、睡眠、饮食、大小便、体重变化、营养评估、疼痛评估及社会经济因素等。

（7）与本次疾病虽无密切关系,但在住院期间仍需给予治疗的其他疾病等情况,应在现病史后另起一段予以记录。主要病情应具体,如血压、血糖和治疗用药等。

（8）对患者入院时的用药情况、长期应用的药物和可能成瘾的药物,应当注明药名和使用情况,以及住院期间是否需要继续使用。

（三）既往史

既往史指患者过去的健康和疾病情况。内容包括以下几个方面。

（1）一般健康状况:如无系统回顾,则需记明心脏、脑、血管、肝、肾、内分泌系统有无疾病史。

（2）传染病史:如肝炎、结核等。

（3）预防接种史:种类和最近一次的接种日期。

（4）手术、外伤、中毒和输血史。

（5）过敏史:有过敏史者(尤其是药物过敏者),应写明致敏原(药名)、发生时间和症状,应与病历首页一致。

（6）系统回顾:对于疑难、复杂的疾病应写系统回顾。病史采集过程中,系统回顾可参照以下要求进行,具体内容可在现病史中体现。

①头颅五官:有无视力障碍、耳聋、耳鸣、眩晕、鼻出血、牙痛、牙龈出血、咽喉痛、声音嘶哑等。

②呼吸系统:有无咳嗽、咳痰、咯血、胸痛、呼吸困难等。

③循环系统:有无心悸、气短、发绀、心前区痛、端坐呼吸、晕厥、下肢水肿及血压增高等。

④消化系统:有无食欲减退、恶心、呕吐、呕血、吞咽困难、腹痛、腹胀、腹泻及便血、便秘、黄疸、皮肤瘙痒等。

⑤泌尿生殖系统:有无尿急、尿频、尿痛、血尿、乳糜尿,有无夜尿增多、颜面水肿等。

⑥造血系统:有无苍白、乏力、头昏眼花、皮肤出血点、瘀斑、淋巴结肿大、肝脾肿大,有无鼻出血、牙龈出血等。

⑦内分泌系统及代谢:有无发育畸形、巨人或矮小、性功能改变、第二性征变化及性格的改变,有无闭经、泌乳、肥胖等,有无营养障碍、多饮、多食、多尿、视野缺损等,有无皮肤色素沉着、毛发分布异常等。

⑧肌肉及骨关节系统:有无关节红、肿、热、痛和活动障碍,有无关节、脊柱畸形,有无运动障碍、肌肉萎缩、肢体无力等。

⑨神经系统:有无头痛、记忆力减退、语言障碍、感觉异常、瘫痪、抽搐与惊厥等。

⑩精神状态:有无幻觉、妄想、定向力障碍、情绪异常等。

(四)个人史

(1)出生地、生长史、居住较长的地区和时间。

(2)有无疫区居留史(包括疫水或其他疫源接触史)。

(3)有无烟酒嗜好史(有烟酒嗜好者应记录其具体情况)及不洁性交史。

(4)工作性质及有无毒物接触史。

(5)婚姻家庭关系是否和睦。

(6)对于儿科病历须记录出生史、喂养史、预防接种史和生长发育史等。

(五)婚姻、生育及月经史

(1)婚姻史:是否结婚、结婚年龄、配偶健康状况,有无子女及子女的健康情况等。

(2)生育史:生育情况的记录方式为足月产次数—早产次数—流产次数—现存子女数。

(3)月经史:记录方法如下。

$$初潮年龄 \frac{经期(天)}{月经周期(天)} \quad 末次月经时间(或绝经年龄)$$

此外,还应询问月经量、性质、有无痛经和白带情况。

(六)家族史

(1)家族中有无类似疾病患者。必须记录父母的情况,兄弟姐妹的健康情况也应有具体的记录。

(2)直系亲属的健康状况:有无传染性疾病、遗传性疾病或具有遗传倾向的疾病(如高血压、血液病、哮喘、痛风、糖尿病、肿瘤、癫痫、肥胖、先天发育异常及精神病等)。如有死亡,应当记录已故直系亲属的死亡原因与疾病名称。遗传性疾病患者应有两系三代亲属关系。

(七)体格检查(一般体格检查)

体格检查应当取得患者合作,基本方法是望、触、叩、听四诊,再按照系统顺序进行检查记录。内容包括体温、脉搏、呼吸、血压。一般情况下,皮肤、黏膜,相关区域浅表淋巴结、头部及其器官,颈部,胸部(胸廓、肺部、心脏),腹部及内脏,直肠、肛门、外生殖器(必要时检查),脊柱,四肢,神经系统等可以列表记录,即一般体格检查表。

一般体格检查表未涉及的检查内容或需要详细叙述的部分,主要是与疾病相关的阳性体征、有鉴别意义的阴性体征,可在专科情况中记录,即专科体格检查记录/表。

体格检查的各项内容,具体要求如下。

1. 一般检查可根据专科需要,有选择性地检查记录。

意识(清晰、嗜睡、昏睡、谵妄);脉搏(P,次/分),呼吸(R,次/分),血压(BP,mmHg),体温(T,℃),体重(kg),身高(cm),体位和姿势(自动、被动、强迫);面容与表情(安静、焦虑、痛苦、恐惧、忧虑等,急慢性或特殊病容);步态(正常、醉酒、蹒跚等);语言情况(清晰、失音、失语和口吃等);对检查是否合作,回答是否切题等。

2. 皮肤和黏膜

体表皮肤和可直视的腔穴的黏膜表现:色泽(正常、潮红、苍白、发绀、黄染);是否有水肿、脱水、多汗、皮疹、出血点、瘢痕、溃疡、皮下结节或肿块、瘘管、蜘蛛痣、色素沉着等。若有,应明确记录其部位、大小及形态等。

3. 浅表淋巴结(对可触及的肿大淋巴结分区域检查记录)

全身或局部浅表淋巴结有无肿大,如有肿大,应注明部位(面、颌部、颈前后三角区、锁骨上窝、腋窝、肘部及腹股沟区等);数量、大小、硬度、活动度及有无粘连及压痛,局部皮肤有无红、肿、热、痛、瘘管等。

特别应注意内脏肿瘤(可能转移区域的淋巴结)情况。

4. 头面部及其器官

(1)眼部:眉毛(脱落),睫毛(倒睫),眼睑(水肿、下垂),眼球(活动情况为震颤、斜视等),结膜(充血、水肿、苍白、出血、滤泡),巩膜(黄染),角膜(混浊、云翳、白斑、软化、溃疡等),瞳孔(大小、形态、对称、对光反射等),功能检查(视力、视野、色觉),眼底检查。

(2)耳:耳郭形状,外耳道是否通畅,有无分泌物,乳突有无压痛,听力粗测情况等。

(3)鼻:有无畸形、鼻翼扇动、阻塞、分泌物、鼻出血、鼻窦区有无压痛及嗅觉情况等。

(4)面、口:面部肿物情况。

(5)唇:颜色,有无疱疹、皲裂、溃疡、裂唇等。

(6)牙:有无龋齿、缺牙、义牙、残根。

(7)齿龈:色泽,有无肿胀、溢脓、出血、铅线。

(8)舌:形态、舌质、舌苔、溃疡、舌肌萎缩和震颤、伸舌居中或偏斜。

(9)口腔黏膜:有无色素沉着、出血、溃疡。

(10)扁桃体:有无充血、分泌物、假膜、肿大。

(11)咽:色泽、分泌物、充血及吞咽反射。

(12)颌下腺、腮腺:硬度、压痛,有无肿块或肿大。

(13)喉:发音情况,声带肿物的情况,活动情况。

5. 颈部

外形是否对称,有无抵抗、强直、压痛、肿块,活动是否受限。

(1)颈动脉:有无异常搏动及杂音。

(2)颈静脉:有无怒张,肝、颈静脉回流征。

（3）气管：位置是否居中或偏向某侧。

（4）甲状腺：大小，质地，压痛，结节（单个、多发、大小、囊性），震颤及血管杂音。

（5）颈部的淋巴结的肿大情况。

6. 胸部

（1）胸廓是否对称，有无畸形、局部隆起、凹陷、桶形胸，呼吸深度如何及是否受限；胸壁是否有皮下气肿、压痛。

（2）乳房：大小、硬度和弹性，是否有肿块、橘皮样改变、乳头溢液；有无红、肿、痛、热、压痛等。如有触及结节或肿块，应图示标明位置与大小。

（3）肺脏。

①望诊：呼吸、运动（胸式或腹式）、频率、节律、肋间隙有否增宽、变窄、隆起或凹陷等。

②触诊：胸廓扩张，语音震颤，胸膜摩擦感。

③叩诊：叩诊音（清音、浊音、实音，对于异常者应注明部位），肺上界、肺前界、肺下界，呼吸时肺下界的移动范围。

④听诊：呼吸音的性质（正常呼吸音、支气管呼吸音、支气管肺泡音），强度（减低、增强、消失），有无干湿性啰音、语音传导异常，有无胸膜摩擦音。

（4）心脏。

①望诊：心前区是否有异常搏动、隆起与凹陷，心尖冲动的位置范围、强度。

②触诊：心尖冲动的性质及位置（最强点），有无震颤或摩擦感（部位、时间和强度）。

③叩诊：心脏左右浊音界，可用左、右第Ⅱ、Ⅲ、Ⅳ、Ⅴ肋间隙距胸骨中线的距离（cm）表示。

④听诊：心率，心律，心音（增强、减弱、分裂、P2与A2的比较、额外心音、奔马律），杂音（部位、性质、时期、心动期间的传导方向及强度），心包摩擦音。

（5）血管：重点是桡动脉脉率，节律（规则、不规则、脉搏短促），紧张度，左右桡动脉搏动的比较，有无血管杂音、毛细血管搏动征等。

（6）血压：一侧上肢收缩压和舒张压，必要时测双上肢血压与下肢血压进行比较。

7. 腹部

一般按序进行检查记录，但欲了解肠鸣音的情况则在触叩诊前应先听诊。

（1）望诊：是否有膨隆、凹陷（舟状腹）、皮疹、腹纹、瘢痕、脐部异常、静脉曲张（血流方向）、胃、肠型和蠕动波，腹围测量（有无腹水或腹部包块）等。

（2）触诊：腹部柔软度，紧张度（肌紧张、板样），有无压痛，反跳痛（压痛部位及其程度），若有肿块，应记录其部位（腹壁腹腔内、后膜壁），大小，形态，质地，压痛，移动度等。

①肝脏：大小、质地、软硬度、表面光滑度及边缘钝或锐，有无压痛、肿块或多结节。

②胆囊：可否触及，胆囊区有无压痛及Murphy征阳性。

③脾脏：可否触及，大小、硬度、压痛、表面光滑度及边缘钝或锐。

④肾脏：双手触诊肾的大小、硬度、压痛、移动度。

⑤膀胱：对膨胀者记其上界，确定输尿管压痛点。

（3）叩诊：了解肝浊音界、有无移动性浊音（腹水多少），有无肾区叩击痛。

（4）听诊：肠鸣音（正常、活跃、亢进、气过水声、减弱、消失），有无血管杂音，并记录其部位及性质等。

8. 外生殖器

必要时或患者同意后可查。如对异性检查时，应有护士或家属等第三人在场。

（1）男性：阴茎有无畸形，包皮、睾丸、附睾及精索有无异常，有无鞘膜积液等。

（2）女性：外阴发育、阴道分泌物、子宫颈等情况。

（3）腹股沟区：淋巴结肿大情况及有无腹股沟管和股管管口扩大与管区肿物，需记录肿物的大小、可否还纳腹腔等详细情况。

9. 直肠、肛门

肛门有无肛裂、痔疮、脱肛、肛瘘、溃疡、湿疣等，必要时需行直肠指诊检查。

10. 脊柱、四肢

（1）脊柱：有无畸形（侧突、前突、后突等），有无强直、叩压痛，运动是否受限，脊柱两侧肌肉有无紧张、压痛。

（2）四肢：有无形态异常〔匙状甲、杵状指（趾）、骨折、肌肉萎缩、水肿、下肢静脉曲张等〕，有无运动功能障碍与异常，关节形态、活动和活动范围。

11. 神经系统

（1）感觉功能。①浅感觉：痛觉、温度觉、触觉；②深感觉：运动觉、音叉震动觉及关节位置觉。

（2）运动功能：肌力（0～5级的六级分级）、肌张力、不随意运动、共济运动等。

（3）反射：①浅反射，有角膜反射、腹壁反射、跖反射、提睾反射及肛门反射；②深反射，有肱二、三头肌反射、桡骨骨膜反射、膝腱反射及跟腱反射。

（4）病理反射：跖伸拇反射（Babinski征）、弹指反射（Hoffmann征）、阵挛、脑膜刺激征、颈强直、凯尔尼格征（Kernig征）、布鲁津斯基征（Brudzinski征）等。

（八）专科情况（专科体格检查表）

应根据各临床专科需要记录专科的特殊情况及应有的鉴别诊断体征，要求全面、正确，重点在诊断专科情况。应描述体表、腹部、盆腔及肿块、心脏、肝大、脾的情况或做图示标记。

（九）辅助检查

辅助检查指入院前所做的与本次疾病相关的主要检查（化验、影像学、内镜、病理等）及其结果。应写明检查日期；如在其他医疗机构检查，还应注明该机构的名称。

根据《关于贯彻落实医疗机构间医学检验影像检查结果互认有关问题的通知》（浙卫发〔2006〕157号），我省试行医疗机构间检验检查结果互认应注意以下几个方面。

1. 适用范围

三级医院之间、同一地区二级医院之间相互认可医学检验影像的检查结果；各级各类医院认可三级医院医学检验影像的检查结果；各医疗机构可以认可已取得省临检中心质量认证的医学独立检验中心（所）的医学检验结果。

2. 互认原则

对外院的检验、检查结果的认可必须是以不影响疾病诊疗,确保医疗质量和医疗安全为前提;对外院的检验、检查结果应在病历中进行记载,包括检验检查的结果、机构名称、日期、编号等。对于住院患者的重要检查资料,必要时应在病历中留存其检查资料或复印件;同级医院之间、二级医院对三级医院的医学检验、医学影像检查,原则上予以认可,不再进行复查。经三级医院临床医师认真诊查患者,并认为二级医院检查、检验结果与临床表现相符合,能满足诊疗需要,具有诊断价值的,也可以认可二级医院的检查、检验结果,不再重复检查。

3. 互认项目

(1)医学检验:生化类的血清总蛋白(TP)、血蛋白(ALB)、总胆红素(TBIL)、丙氨酸氨基转移酶(ALT)、天门冬氨酸氨基转移酶(AST)、碱性磷酸酶(ALP)、γ-谷氨酰转肽酶(GGT)、肌酐(Cr)、甘油三酯(TG)、总胆固醇(TC)、高密度脂蛋白(HDL)、乳酸脱氢酶(LD)、免疫类的乙肝三系(HBV-M定性、定量)、乙肝病毒脱氧核糖核酸(HBV-DNA)、免疫球蛋白、甲胎蛋白(AFP)、癌胚抗原(CEA)、前列腺特异性抗原(PSA);临检类的骨髓检验;微生物类的各类病原体及药敏。其中变化较大,一般当日有效的项目为钾离子(K^+)、钠离子(Na^+)、氯离子(Cl^-)、钙离子(Ca^{++})、无机磷(P^{++})、镁离子(Mg^{++})、血常规、尿常规、大便隐血(OB)、糖(Glu,不含POCT)。

(2)医学影像检查:医学影像检查中根据客观检查结果(片子、图像)出具诊断报告的,如普通放射摄片(含CR和DR)、CT、MRI、核医学成像(PET和SPECT)以及患者能提供关于检查部位的正确、全面、质量较好的客观检查结果(片子、图像),有关医院间应相互认可。医学影像检查项目中要根据检查过程的动态观察出具诊断报告的,或诊断报告与检查过程密切相关的,如放射造影检查(含DSA),超声检查,其他影像检查(心电图、动态心电图、脑电图、脑血流图、肌电图图纸等),因影响其结果的因素较多,对其结果是否认可由接诊医院的临床医师确定。

(十)特殊医疗需求评估

根据等级医院评审的相关要求,结合国际上医院评审评价标准的相关要求,患者入院的首次评估应包含疼痛、营养状况、功能与康复需求、心理及社会家庭经济因素等方面,以全面了解患者在疼痛控制、营养支持、心理干预、康复治疗等住院诊疗过程中的特殊医疗需求,制定适合患者的诊疗方案。

1. 疼痛评估

疼痛评估是疼痛管理的重要环节,应根据患者情况选择合适的疼痛评估工具,并根据疼痛管理的相关要求记录首次评估、干预及再评估的结果。常用的疼痛评估方法包括数字评分法(numerical rating scale,NRS)、Wong-Banker面部表情图、行为学(包括生理学)评估等(见附录)。

2. 营养状况评估

应用合适的营养风险筛查工具对患者进行筛查并记录结果,并了解患者在营养支持干预方面的需求。常用营养风险筛查量表(成人、儿童)见附录8。

3. 功能与康复需求评估

功能与康复需求评估是根据患者的病史和相关量表评价结果,包含对患者的运动、感觉、知觉、言语、认知、职业和社会生活等全面的功能性评定,明确患者的康复需求,指导患者康复治疗。首次评估、康复需求与干预措施、再评估结果应视患者情况在病历中做相应记录。常用功能评估筛查量表有Barthel评分量表等(见附录)。

4. 心理及社会家庭经济因素评估

心理评估是通过询问病史、与患者接触交谈、量表测查等方式对患者的心理状况做出评价,以指导对患者的诊疗和照护。患者的心理问题相关病史、心理状态初筛结果、量表测量结果、心理干预需求、再评估结果等应视患者情况在病历中做相应记录。心理状态初筛包括对患者心理问题相关病史,患者情绪(平静、紧张、乐观、害怕、抑郁等)、异常行为(自伤或伤人行为、拒绝诊疗、怪异行为、睡眠异常等)等方面的评估;常用心理评估量表有抑郁焦虑量表等(见附录)。

社会家庭经济因素评估包括对患者的社会关系、宗教、风俗、饮食习惯、家庭及经济情况的评估,以明确患者及家属的特殊心理需求。

5. 其他

患者其他的专科评估需求,可视情况记录。

(十一)入院诊断

入院诊断包括主要诊断与其他诊断两部分,应分别标明。主要诊断列前,次要诊断在后。如有多项,应主次分明,书写于病历页面的左侧。

疾病诊断书写应注意的内容如下。

(1)本科疾病放在前,其他科疾病放在后。

(2)主要疾病放在前,次要疾病放在后。

(3)原发疾病放在前,并发(继发)疾病放在后。

(4)急性疾病放在前,慢性疾病放在后

(5)损伤、中毒性疾病放在前,非此类疾病放在后。

(6)传染性疾病放在前,非传染性疾病放在后。

(7)危及患者生命的疾病放在前,不严重的疾病放在后。

(8)不可用非公认的外文代号名称。

如入院时诊断不明确,用症状与体征代替时,则其后列出拟诊诊断。

(十二)诊疗及出院准备计划

诊疗计划是患者入院后对其评估结果、初步诊断制定的相应诊断、治疗安排,包括需要特殊监测的相关指标等。

出院准备计划包括患者本次入院治疗的预期治疗目标、出院的特殊准备事项、院外需继续治疗的相关特殊训练、健康教育需求等,入院时就应着手进行相应准备。

(十三)修正诊断与补充诊断

修正诊断是经治医师对患者入院后一段时间的诊治、观察、鉴别,在进一步获得有关病因、病理、辅助检查等其他资料后,经综合分析所做出的与原主要诊断不同的诊断。在住院期间经各种检查发现有新的疾病时,应写补充诊断,最后均应有医师签名并注明记录的日期。

(十四)签名及日期

(1)入院记录应有书写者的签名。

(2)若非执业医师书写入院记录,必须有执业医师审核、签名。

(3)注明书写病历的时间。

四、再次或多次入院记录

再次或多次入院记录指患者因同一种疾病6个月内再次或多次入住同一医疗机构时书写的病历记录。书写要求及内容基本同入院记录,但应注明本次为第n次住院(在入院记录前加上第n次,无须单独编制)。

书写特点和要求如下。

(1)主诉是记录患者本次入院的主要症状(或体征)及持续时间。

(2)现病史中要求首先对本次住院前历次的住院诊疗经过进行小结,反映主要诊断治疗的效果,然后再书写本次入院的现病史。

(3)对于既往史、个人史、婚姻史、月经及生育史、家族史等,如无新的内容补充,可注明参阅前次病历。体格检查部分同入院记录。

(4)再次或多次入院记录应当于患者入院后24小时内完成。

(5)应注明上次住院时间。

五、24小时内入出院记录

患者入院不足24小时出院的,可以书写24小时内入出院记录,内容包括患者姓名、性别、年龄、职业、入院时间、出院时间、主诉、入院情况、入院诊断、诊疗经过、出院情况、出院诊断、出院医嘱、医师签名等。对已书写了入院记录等的病历,可按一般住院患者的病历书写格式书写相关的病历内容。

六、24小时内入院死亡记录

患者入院不足24小时即死亡的,可以书写24小时内入院死亡记录。内容包括患者姓名、性别、年龄、职业、入院时间、死亡时间、主诉、入院情况、入院诊断、诊疗经过(抢救经过)、死亡原因、死亡诊断、医师签名等。对已书写了入院记录等的病历,仍按死亡记录格式、要求书写,继接在入院记录后有抢救记录、死亡记录、死亡时间、死亡诊断、医师签名等。要求在患者死亡后24小时内完成,由执业医师书写,患者入院超过8小时者,需在患者入院8小时内完成首次病程记录。

七、日间病历入出院记录

日间病历入出院记录详见日间病历书写要求。

八、其他专科入院记录

产科、儿科、精神科入院记录格式和内容见第三章以及第二部分的内容。

第二节　病程记录

病程记录是继入院记录之后,对患者病情和诊断治疗过程的连续性记录。

一、首次病程记录

首次病程记录是指患者入院后由经治医师或值班医师书写的第一次病程记录,应在患者入院后8小时内完成。首次病程记录的内容包括病例特点、诊断依据、鉴别诊断、初步诊断和诊疗计划等,应由执业资格的本院医师书写。

（一）病例特点

应对病史、体检和已有的辅助检查(化验、影像学、内镜、病理等)进行分析、归纳、提炼,写出病例特点。不可拷贝现病历。

（二）根据分析而做出初步诊断

列出诊断依据,病史、体检、各种辅检必须具体,不可写"同上",并根据需要特别是疑难疾病或诊断不明者,提出必要的鉴别诊断。

（三）诊疗计划

提出进一步检查的具体项目和治疗措施安排及监测计划。应体现对患者诊治的整体思路,内容切实。

二、日常病程记录

日常病程记录是指对患者住院期间诊疗过程的经常性、连续性记录,由经治医师书写,也可由实习医务人员或试用期医务人员书写并签名,但同时应有经治(执业)医师审核签名。书写日常病程记录时,应首先标明记录时间,再另起一行记录具体内容。对病危患者应当根据病情变化随时书写病程记录,至少每天一次,记录时间应当具体到分钟;对病情稳定的患者,至少3天记录一次病程记录。会诊当天、输血当天、手术前一天、术后连续3天(至少有一天手术者查看患者的记录)、出院前一天或当天应有病程记录。

记录内容主要包括以下内容。

（1）病情的变化:主要症状和体征的变化,新的症状和体征,分析发生变化的原因,患者的反映(主诉)情绪、心理状态、饮食、睡眠、大小便等情况,对治疗效果和反应的观察,对重要检查的指征和结果进行的分析,并记录针对结果所采取的相应措施。

（2）诊疗操作等情况，重要医嘱（尤其是抗生素）的更改理由，会诊意见及执行情况，输血或血制品情况，包括输血指征、种类、输血量、有无输血反应等。

（3）有关病史的补充资料。

（4）家属及有关人员的反映和要求，向患者及其近亲属告知的重要事项，需要时可请患方签名等。

（5）上级医师的查房内容。

三、上级医师查房记录

上级医师查房记录是指上级医师查房时对患者的病情、诊断、鉴别诊断、当前治疗措施和疗效的分析及下一步诊疗意见等的记录。其必须要详细、具体，能反映上级医师的水平。上级医师包括主治医师、副主任医师、主任医师或教授，上级医师有权修改与纠正下一级医师记录的内容。

主治医师（相当于三级医师中间级别医师）首次查房记录应当于患者入院48小时内完成，不可缺。内容包括查房医师的姓名、专业技术职称、补充的病史和体征、诊断依据与鉴别诊断的分析及诊疗计划等。主治医师日常查房记录间隔时间视病情和诊疗情况确定，内容包括查房医师的姓名、专业技术职称、对病情的分析和诊疗意见等。每周应至少有三次查房。行手术治疗者，术前术后各有一次主刀医师查房记录。如首次病程记录是主治医师及以上级别的医师书写，可代替48小时查房记录。

具有副主任医师以上专业技术职称任职资格的医师（相当于三级医师中最高级别医师）查房的记录内容应包括查房医师的姓名、专业技术职称，对病情的分析和诊疗意见等。不能与主治医师查房或首次病程记录雷同。每周至少两次。外科手术前后必须有一次主刀医师的查房记录。

上述记录均应首先标明记录日期、查房医师的姓名及专业技术职称，再另起一行记录查房的具体内容。

对于下级医师记录的内容，查房的上级医师应及时审核、修改，签署全名，并注明修改日期。

如诊疗组缺主治医师，则可由主治以上职称的医师查房替代。

四、疑难、危重病例讨论记录

对诊断不明和病情危重的病例应及时组织讨论。

疑难、危重病例讨论是指针对诊断不明或病情危重的病例为尽早明确诊断或完善诊疗方案进行讨论。疑难、危重病例讨论的范围，包括但不限于出现以下情形的患者：没有明确诊断或诊疗方案难以确定、疾病在应有明确疗效的周期内未能达到预期疗效、非计划再次住院和非计划再次手术、出现可能危及生命或造成器官功能严重损害的并发症、病情危重等。疑难、危重病例应由科室或医疗管理部门组织开展讨论。讨论原则上应由科主任主持，全科人员参加，必要时邀请相关科室人员或机构外人员参加，参加病例讨论成员中应当至少有2人具有主治及以上专业技术职务任职资格。讨论记录内容包括讨论日期、主持人及参加人员的姓名、学科、专业技术职务、讨论意见及主持人的小结意见,讨论记录需由主持人审核并签字。

另对病情危(重)的患者应及时发出病危(重)通知书,由经治医师或值班医师向患者家属告知病情,由患方签名。内容包括患者的姓名、性别、年龄、科别、目前诊断及简要病情,医师签名,患方签名和填写日期。一式两份,一份交患方保存,另一份归入病历中存档。

五、抢救记录

抢救记录是指对危重患者采取抢救措施所做的记录。内容包括病情变化、抢救时间及措施、参加抢救的医务人员的姓名及专业技术职称等。记录抢救时间应当具体到分钟,抢救措施应与医嘱一致。

因抢救未能及时记录的,有关医务人员应在抢救结束后6小时内据实完成记录,并加以注明,补录时应注明补录抢救医嘱。

六、术前小结

术前小结是指在患者手术前,由经治医师对患者病情所做的总结。内容包括简要病情、术前诊断、手术指征、拟施手术名称和方式、拟施麻醉方式、注意事项等,并记录手术者术前查看患者的相关情况等。对于患者到达急诊室后直接送手术室的,在急诊抢救记录中记录,住院患者因病情危急行急诊手术的,可参照抢救记录书写时限要求(6小时内)补记术前小结。

七、术前讨论记录

根据国家卫生健康委员会的《医疗质量安全核心制度要点》,术前讨论是指以降低手术风险、保障手术安全为目的,在患者手术实施前,医师必须对拟实施手术的手术指征、手术方式、预期效果、手术风险和处置预案等进行讨论。除以紧急抢救生命为目的的急诊手术外,所有患者的手术必须实施术前讨论,术者必须参加。住院患者术前讨论的范围包括手术组讨论、医师团队讨论、病区内讨论和全科讨论。术前讨论参加人员的范围由各科室根据本科室手术分级目录、科室人员(医疗团队)配置、技术水平、既往手术效果等情况确定并交医疗管理部门审批。其中,新开展手术、高龄患者手术、高风险手术、损毁性手术、非计划二次手术,可能存在或已存在医患争议或纠纷的手术、患者伴有重要脏器功能衰竭的手术,应当纳入全科讨论的范围。涉及多学科或存在可能影响手术合并症的,应当邀请相关科室参与讨论,或事先完成相关学科的会诊。全科讨论应当由科主任或其授权的副主任主持,必要时可邀请医疗管理部门参与讨论。

术前讨论内容包括但不限于术前准备情况,术前病情及承受能力评估(包括但不限于生理、心理和家庭、社会因素),临床诊断和诊断依据,手术指征,手术方案,拟行术式及替代治疗方案,术中和术后的注意事项,可能出现的意外及防范措施,是否需要分次完成手术,围手术期护理的具体要求,麻醉方式与风险,参加讨论者的姓名、专业技术职务,讨论日期,记录者的签名等。

术前讨论完成后,方可开具手术医嘱,签署手术知情同意书。术前讨论的结论应当记入病历。术前讨论的结论包括临床诊断、手术指征、拟行术式、麻醉方式、术中与术后可能出现的风险及应对措施;特殊的术前准备内容;术中与术后应当充分注意的事项等。

八、手术安全核查记录

手术安全核查记录是指由手术医师、麻醉医师和巡回护士三方在麻醉实施前、手术开始前、患者离室前,共同对患者的身份、手术部位、手术方法、麻醉及手术风险、手术使用物品清点等内容进行核对的记录。对于输血患者,还应对血型、用血量进行核对。最后由手术医师、麻醉医师和巡回护士三方核对、确认并签名。

九、知情同意书

手术知情同意书是指手术前,经治医师向患者告知拟施手术的相关情况,并由患者签署同意手术的医学文书。内容包括术前诊断、手术指征、手术名称、手术方式、术中或术后可能出现的并发症、手术风险、术前准备、术中和术后的防范措施、手术和医疗措施的替代方案,医师签名、患者或代理人签署意见并签名等。如术中病情与术前了解得不同或要改变手术方式,必须再告知代理人取得同意后方可更改术式。

麻醉知情同意书是指手术麻醉前,麻醉医师向患者告知拟施麻醉的相关情况,并由患者签署同意麻醉的医学文书。内容包括术前诊断、麻醉名称及方式、术中或术后可能出现的并发症、麻醉风险、防范措施、医师签名、患者或代理人签署意见并签名等。

诊疗知情同意相关内容详见第二章第六节。

十、麻醉术前与术后访视记录

麻醉术前访视记录是指在麻醉实施前由麻醉医师对患者拟施麻醉进行风险评估的记录,麻醉术前访视可另立单页,也可在病程中记录。麻醉术前访视记录内容包括患者的姓名、性别、年龄、科别、病案号等一般情况,与麻醉相关的辅助检查结果、拟行手术方式、拟行麻醉方式、麻醉适应证及麻醉中需要注意的问题,术前麻醉医嘱,麻醉医师的签名及签名时间。

麻醉术后访视记录单是指麻醉实施后,由麻醉医师对术后患者麻醉恢复情况进行访视的记录。麻醉访视记录可另立单页,住院患者离开PACU后的48小时内至少随访一次。记录内容包括患者的姓名、性别、年龄、科别、病案号等一般情况、麻醉恢复情况、清醒时间,术后医嘱,是否拔除气管导管,麻醉医师的签名及签名时间等。如有特殊情况,应详细记录。

十一、手术记录

手术记录是指主刀医师或第一助手书写的反映手术的一般情况、手术经过、术中发现及处理等情况的特殊记录,应在术后24小时内完成。第一助手书写时,手术记录应由主刀医师签名,外请专家可由本院一助代替签名。手术记录应另页书写,内容包括一般项目(患者的姓名、性别、科别、床号、病案号),手术起始时间,术前诊断,术中诊断,手术名称,手术者及助手姓名,麻醉方法,手术经过,术中出现的情况及处理,术中标本送检情况,术中出血、输血情况等。

十二、术后首次病程记录

术后首次病程记录是指参加手术的医师在患者术后即时完成的病程记录。内容包括手术时间、术中所见(病灶描述)、术中诊断、麻醉方式、手术方式、手术简要经过、患者回病房时的一般情况、生命体征(包括体温、呼吸、脉搏、血压)、术后处理措施、术后注意事项、专科处置内容,医师签名,患方签名等。术后谈话内容一般可合并写入,如有特殊需要或和病情危重者进行术后谈话,应另写。

十三、有创诊疗操作记录

有创诊疗操作记录是指在临床诊疗活动过程中进行的各种诊断性、治疗性操作,包括介入诊疗,临床常用诊疗技术[如骨髓穿刺、腰椎穿刺、胸腔穿刺、腹腔穿刺、穿刺抽吸、细胞学检查(FNA)、气管切开、中心静脉压测定、气管插管、经组织切取病理检测]等的记录。记录内容包括操作名称、时间、步骤、结果及患者的一般情况,记录过程是否顺利,有无不良反应,术后注意事项,操作医师签名,记录时间。手术室完成的、治疗性质的及全麻下完成的有创诊疗操作建议参照手术管理,按照浙江省病历管理质量控制中心的专家共识,心血管介入治疗、血管介入治疗、胃肠镜下肿瘤切除等应参照手术管理。

十四、交(接)班记录

交(接)班记录是指因患者的主管医师发生变更,由交班医师和接班医师分别对患者的病情及诊疗情况进行简要总结的记录。交班记录应当在交班前由交班医师书写完成,接班记录应当由接班医师于接班后24小时内完成。交(接)班记录的内容包括交班或接班时间,患者的姓名、性别、年龄、主诉、入院情况、入院诊断、诊疗经过、目前情况、目前诊断,交班注意事项或接班诊疗计划,医师签名等。

十五、转科记录

转科记录是指患者在住院期间需要转科时,经转入科室医师会诊并同意接收后,由转出科室和转入科室医师分别书写的记录,包括转出记录和转入记录。转出记录由转出科室医师在患者转出科室前书写完成(紧急情况除外),转入记录由转入科室医师于患者转入后24小时内完成(急、危重患者须即时完成)。

转科记录可在病程记录中接着书写,不另立页,但需标明"转出(入)记录"。

转出记录内容包括以下内容。

(1)一般项目:入院日期、姓名、性别、年龄、简要病情、入院诊断、转科日期。

(2)本科诊疗经过、目前情况及诊断。

（3）转科理由、目的。

（4）医师签名等。

患者转科前应取得患者知情同意，可在转出记录中说明并由患方签字。

转入记录内容包括以下内容。

（1）一般项目：入院日期、姓名、性别、年龄、简要病情、入院诊断、转入日期。

（2）转科理由。

（3）接收时病情和检查结果，重点写明转入本科诊治的疾病情况。

（4）转入诊断、诊疗计划以及医师签名等。

十六、会诊记录

会诊记录（含会诊意见）是指在患者住院期间，因需要其他科室或者其他医疗机构协助诊疗而分别由申请医师和会诊医师书写的记录，内容包括申请会诊记录和会诊意见记录。申请会诊记录应当简要载明患者的病情及诊疗情况，申请会诊的理由和目的，申请会诊医师签名等。会诊意见记录应当有会诊意见、会诊医师所在的科别或者医疗机构名称、会诊时间及会诊医师签名等。普通会诊在会诊申请发出后24小时内完成。急会诊时会诊医师应在会诊申请发出后10分钟内到达并在会诊结束后完成会诊记录。

急、危患者的会诊应在会诊单左上角注明"急"字样，并注明送出的时间（应具体到分钟）。

完成会诊，除有会诊单外，应在病程记录中简要记录会诊意见、执行情况。

十七、阶段小结

阶段小结是指因患者的住院时间超过30天（含30天），由经治医师每月对病情及诊疗情况进行的总结。阶段小结的内容包括入院日期，小结日期，患者的姓名、性别、年龄、主诉、入院情况、入院诊断、诊疗经过、目前情况、目前诊断、诊疗计划，医师签名等。记录时需标注"阶段小结"。

交（接）班记录、转科记录可代替阶段小结。

第三节　出院记录

出院记录是指经治医师对患者此次住院期间诊疗情况的总结，应当在患者办理出院手续时或出院后24小时内完成。内容主要包括入院日期、出院日期、入院诊断、诊疗经过、出院诊断、出院情况、出院医嘱、医师签名等。出院记录另页书写，通常一式两份，一份交患方，一份在病历中留存。

出院情况包括患者主要的全身或局部情况及主要疾病的转归和疗效。

出院医嘱包括患者出院的注意事项及后续治疗方案与带药、复查时间等，具体可包括对患者的服药指导、康复指导、营养指导。对转诊其他医疗机构的患者，需填写转诊机构的联系方式、主管医师的姓名、转诊方式及工具,如自行转诊、120转诊或其他等。对每个患者的病情需要有针对性地记录。

出院诊断指在患者出院时主管医师根据患者所做的各项检查、治疗、转归、手术情况和病理诊断等综合分析所得出的最后诊断。出院诊断要求主要诊断在前,其他诊断根据主次依次书写。

主要诊断是在患者的本次住院过程中,对身体健康危害最大、花费医疗资源最多、住院时间最长的疾病的诊断。外科系统的主要诊断应是患者在住院时接受手术、进行治疗的疾病;产科主要诊断是产科的主要并发症或伴随的疾病。

其他诊断是除主要诊断以外的疾病的诊断,包括并发症和合并症。

第四节 死亡记录

死亡记录是指经治医师对死亡患者住院期间诊疗和抢救经过的记录,应当在患者死亡后24小时内完成。内容包括入院日期,死亡时间,入院情况,入院诊断,诊疗经过(重点记录病情演变、抢救经过),死亡原因,死亡诊断等。记录死亡时间应当具体到分钟。死亡记录接着病程记录书写,不另立页。

第五节 死亡病例讨论记录

死亡病例讨论是指为全面梳理诊疗过程、总结和积累诊疗经验、不断提升诊疗服务水平,对医疗机构内死亡病例的死亡原因、死亡诊断、诊疗过程等进行讨论。死亡病例讨论应于患者死亡一周(5个工作日)内在全科范围内进行,由科主任或经批准同意的科室副主任主持,必要时可邀请医疗管理部门和相关科室参加。若死亡病例病情及死亡原因复杂,或涉及本专科以外的其他专科,或经多学科诊治,则需邀请相关科室副主任医师以上职称医师参加。接受了多学科诊治的死亡患者,需要进行多学科讨论,由医疗管理部门负责人主持。死亡讨论记录内容包括讨论时间、地点、主持人及参加人员的姓名、职称,以及死亡诊断、死亡原因、讨论意见、持人的小结意见、记录者签名及主持人审核签名。

第六节 诊疗知情同意书

知情同意是临床上处理医患关系的基本准则之一。医师在为患者做出诊断和治疗方案后,必须向患者提供包括诊断结论、治疗措施和决策、病情预后及诊治费用等方面真实、充分的信息,尤其是诊疗方案的性质、作用、依据、损伤、风险、不可预测的意外及其他可供选择的诊疗方案及其利弊等信息,使患者或家属经深思熟虑自主做出选择,并以相应方式表达其接受或拒绝此种诊疗方案的意愿和承诺;在得到患方明确承诺后,才可最终确定和实施由其确认的诊治方案。

《中华人民共和国侵权责任法》《中华人民共和国执业医师法》《医疗机构管理条例》《病历书写基本规范》等均对诊疗知情同意的具体实施提出了要求。在临床诊疗工作中,涉及的常用病历文书主要包括授权书、一般病情告知书、手术知情同意书、麻醉知情同意书、输血知情同意书、特殊检查及特殊治疗知情同意书、病危(重)通知书及其他知情同意书等。

各类诊疗知情同意文书均应有医患双方的签名及签名时间,患者代理人签名的应注明代理人与患者的关系,要求医方签名在前,患者签名在后,以体现医方告知及患方知情并做出选择的过程。

一、授权书

授权书主要包括两方面的内容,一方面是对患者诊疗知情同意权益及授权代理有关事项的告知;另一方面是患者对知情同意权行使人的选择,即确定由本人、授权的代理人或特殊情形下由法定代理人签署知情同意书。主要包括以下情形。

(1) 一般情况下,应当由患者本人签署知情同意书。

(2) 患者因病无法签名时,应当由其授权的人员签名,患者应签署授权书。

(3) 患者不具备完全民事行为能力,如患者未年满18周岁、昏迷、精神异常等,应当由其法定代理人签名。

(4) 为抢救患者,在法定代理人或被授权人无法及时签名的情况下,可由医疗机构负责人或者授权的负责人签名。此种情形下,一般由医务科负责人或医院总值班工作人员签名,并在病历中说明。

(5) 因实施保护性医疗措施不宜向患者说明情况的,应当将有关情况告知患者的近亲属(即配偶、父母、子女等),由患者的近亲属签署知情同意书,并及时记录。患者无近亲属的或者患者的近亲属无法签署同意书的,由患者的法定代理人或者关系人(如单位、社区相关领导等)签署同意书。

授权书推荐使用的版本见第二部分。

二、一般病情告知书

一般病情告知书,根据不同的情况(病情轻重、诊断、检查或治疗)向患者或代理人告知,有不同的要求。

临床常用的有非手术患者入院72小时谈话记录及手术患者入院5天后仍未行手术时的病情告知书。

72小时谈话记录属一般诊疗知情同意记录,主要是指非手术患者自入院的72小时内,经治医师必须与患方进行一次有关病情、诊疗措施的知情同意谈话,以书面形式在病程记录中记录。记录内容包括患者入院后的主要病情,重要的体格检查结果,辅助检查结果、诊断,已采取的医疗措施,进一步的诊疗措施,医疗风险,并发症,防范措施及预后,患者本人或家属应注意的事项等,由医患双方签名并注明时间,手术患者入院5天后仍未行手术者在做好前述病情告知的同时应注意告知未及时行手术的原因及后续诊疗安排。

在诊疗工作中如发生下列情况:医师对患者的诊断、治疗方案有修改,患者的病情发生突然变化,特殊用药,严重的药物毒副反应或患者因体质异常而存在诊疗风险时,可根据医疗需要再进行知情同意谈话并记录。

一般病情告知,可采用在病程记录中做相关记录并由患方签名或设置专用的告知书的形式记录。

三、手术知情同意书

手术知情同意书是指手术前,经治医师向患方告知拟施手术的相关情况,并由患者签署是否同意手术的医学文书。内容包括术前诊断、手术名称、术中或术后可能出现的并发症、手术风险、可替代的治疗方案、经治医师和术者签名、患者或代理人签署意见并签名等。术中发现与术前谈话的病情不一致的或需要变更手术方式的情况时,应进行术中谈话,告知术中所见及拟采取的方案、手术风险等,并由患方签名。

四、麻醉知情同意书

麻醉知情同意书是指麻醉前,麻醉医师向患方告知拟施麻醉的相关情况,并由患方签署是否同意麻醉意见的医学文书。内容包括患者的姓名、性别、年龄、病案号、科别、术前诊断,拟行手术方式,拟行麻醉方式,患者的基础疾病及可能对麻醉产生影响的特殊情况,麻醉中拟行的有创操作和监测,麻醉风险(可能发生的并发症及意外情况),麻醉医师签名,患者或代理人签署意见并签名。

五、特殊检查、特殊治疗知情同意书

特殊检查、特殊治疗知情同意书是指在实施特殊检查、特殊治疗前,经治医师向患方告知特殊检查、特殊治疗的相关情况,并由患方签署同意检查、治疗的医学文书。内容包括特殊检查及特殊治疗项目的名称、目的,可能出现的并发症及风险,防范措施及注意事项,谈话医师签名,患者或代理人签署意见并签名。特殊检查和治疗主要包括以下。

(1)有一定的危险性,可能产生不良后果的检查和治疗。

(2)由于患者体质特殊或者病情危笃,可能对患者产生不良后果的危险检查和治疗。

(3)临床试验性检查和治疗。

(4)可能对患者造成较大经济负担的检查和治疗。

六、输血治疗知情同意书

输血治疗知情同意书是指输血前,经治医师向患方告知输血的相关情况,并由患方签署是否同意输血的医学文书。输血治疗知情同意书内容包括患者的姓名、性别、年龄、科别、病案号、诊断、输血指征、拟输血成分、输血前有关检查结果、输血风险及可能产生的不良后果,谈话医师签名,患者或代理人签署意见并签名,医师签名并填写日期。输血前检查包括梅毒、艾滋病等各类病毒,肝炎等的相关血液检查。对于急诊患者先取血样,出报告后补记。

七、病危(重)通知书

病危(重)通知书是指因患者病情危急(重)时,由经治医师或值班医师向患者家属告知病情,并由患方签名的医疗文书。内容包括患者的姓名、性别、年龄、科别,目前诊断及病情危重情况,医师签名,患方签名并填写时间。一式两份,一份交患方保存,另一份归病历中保存。

八、其他知情同意书

根据医保、物价有关规定,如使用高值自费药品、耗材等需要签署知情同意书;患者转院、非医嘱离院或患者因病情需要进行某些检查或治疗,而患方拒绝的,经治医师应告知患方患者的病情,转院、非医嘱离院或拒绝诊疗对病情的影响及可能出现的不良后果等,并由经治医师及患方签名。

第七节 医 嘱

医嘱是指具有执业资格的医师在医疗活动中下达的医学指令,记录在医嘱单上。

根据医嘱的时效性,可分为以下类别。

(1)长期医嘱:有效时间在24小时以上,要求护士定期执行的医嘱,到医师注明停止后医嘱方失效。其包括药物医嘱、专科护理常规、护理级别、特殊体位、病危或病重、饮食等。

(2)临时医嘱:有效时间在24小时内,只执行一次,并且应在短时间内执行。其包括一般临时医嘱(ONCE医嘱)和紧急医嘱(ST医嘱)。

(3)备用医嘱(PRN医嘱):由医师预先开具,在病情需要时才执行的医嘱,有效时间在24小时以上,医生注明停止时间时医嘱方失效,并需注明时间间隔要求。

根据医嘱的内容,可分为以下类别。

(1)护理医嘱:一般包括护理常规、护理等级、病重或病危(如无特殊,可以不写)、隔离种类(如无特殊,可以不写)、饮食、体位(如无特殊,可以不写)等。

(2)诊疗医嘱:包括各种辅助检查(化验、超声、病理、X线、CT/MR等)、特殊检查治疗项目、药物敏感试验、会诊、抢救等。一般下达在临时医嘱中。

(3)药物医嘱:是指由注册的执业医师和执业助理医师在诊疗活动中为患者开具的、由取得药学专业技术任职资格的药学专业技术人员审核、调配、核对,并作为患者用药凭证的医疗文书。在本制度中,将门急诊患者作为用药凭证的医疗文书称为"处方",将除门急诊处方以外的上述医疗文书称为"药物医嘱"。

(4)嘱托医嘱:指医师在医疗过程中为患者或诊治过程开具的嘱咐,一般情况下嘱托医嘱不涉及费用收取。

(5)特殊医嘱:包括转科、出院、手术(前/后)、分娩、死亡等医嘱,一旦下达后,立即停止当前所有的医嘱。

(6)口头医嘱:指患者的情况紧急,医师在难以或无法使用纸质或电子医嘱时,医师通过口头方式传达医嘱或处方,一般仅在抢救或手术时才允许。

医嘱内容的要求层次分明,入院患者的长期医嘱的先后顺序为护理常规、护理级别、饮食、病重病危(如有)、特殊处理(生命体征监测,雾化吸入)、各种药物医嘱(按静脉、肌肉、口服顺序书写)。临时医嘱按处理的时间顺序书写。特殊情况下需要对医嘱进行补充说明的应加以说明。医嘱应注明起始、停止时间及下达时间(具体到分钟)。每项医嘱只包含一个内容。一项医嘱内容在一行内写不完整时可以跨行,但同一行内只允许有一条医嘱。

医嘱不得涂改。需要取消时,应当使用红色墨水标注"取消"字样并签名(适用于手写医嘱时)。

一般情况下,医师不得下达口头医嘱。因抢救急危患者需要下达口头医嘱时,护士应当复诵一遍。抢救结束后,医师应当即刻据实补记医嘱。

医嘱单分为长期医嘱单和临时医嘱单,格式和内容按病历规范要求列表。

医嘱单的填写说明如下。

(1) 各项医嘱内容由医生录入或直接书写在医嘱单上。

(2) 长期医嘱单中的执行时间系指护士首次接到该医嘱指令,着手落实该医嘱内容的开始时间。

(3) 临时医嘱单中的执行时间系护士实际执行该医嘱内容的开始时间。

(4) 对辅助检查(如心电图、X线摄片、B超检查)或应由医生执行完成的医嘱内容(如胸腔穿刺、腰椎穿刺等),临时医嘱单中的执行时间及执行者栏可不填写,但应在病程记录中注明检查的结果及操作完成的情况等。

第八节 辅助检查报告单

辅助检查报告单是指患者在住院期间所做的各项检验,检查结果的记录,内容[包括患者的姓名、性别、年龄、病案号,检查项目,检查结果,报告日期,报告人员签名或者印章等]。外院的辅助检查报告结果应按要求记入入院记录或病程记录中。化验报告单按报告日期顺序排列。

第九节 病案首页内容及填写要求

2011年12月,原国家卫生部发布了"关于修订住院病案首页的通知",修订版病案首页自2012年1月1日起开始施行。住院病案首页包括患者的基本信息、住院过程信息、诊疗信息、费用信息,是医疗记录的精华与浓缩,也是病历中最集中、最重要、最核心的部分。修订版病案首页更加适应现代医疗质量管理的要求,方便医疗质量指标的统计分析。同时,为了医疗统计指标的需要,浙江省卫生计生委[①]于2012年11月19日下发了《关于明确执行新住院

---

①该机构于2018年11月更名为浙江省卫生健康委员会。

病案首页有关规定的通知》,在住院病案首页第二页下方空白处增加了部分内容,具体如下。

（1）"单病种管理"和"临床路径管理":按照诊疗工作实际选择相应栏目填"√"。

（2）"诊断符合情况":选择括号内相应代码填写。

（3）"抢救情况":如无抢救,可缺项;如果患者有数次抢救,最后一次抢救后死亡,则前几次抢救计为抢救成功,最后一次抢救为抢救失败。

（4）"转归情况":按相应选项填写,其中"其他"项是指入院后未进行治疗的非医嘱离院、转院以及其他原因而离院的患者。

"疾病诊断相关分组"（diagnosis related groups, DRGs）即根据年龄、疾病诊断、并发症、诊疗方式、病症严重程度及转归等因素,将患者分入若干诊断组进行管理的体系。它是医疗费用支付的主要方式之一,同时因其便于操作、统计和横向比较分析,也被应用于医疗质量与绩效评价、专科能力评价等医院管理领域。DRGs要求病案首页中准确填写主要诊断、主要并发症和伴随疾病、主要手术和医疗操作及相应的ICD编码。

为提高住院病案首页数据的质量,促进精细化、信息化管理,为医院、专科评价和付费方式改革提供客观、准确、高质量的数据,2016年原国家卫生计生委印发了《住院病案首页数据填写质量规范（暂行）》（简称《规范》）和《住院病案首页数据质量管理与控制指标（2016版）》。《规范》对病案首页数据填写的原则性要求,对病案首页的信息项目、数据标量及疾病诊断和手术操作名称编码依据等进行了明确规范;重点对病案首页出院诊断和手术（操作）名称选择的一般性原则及特殊情况下的选择原则进行了阐述,确保相关信息项目内容的规范性和数据的同质性。主要要求如下。

（1）住院病案首页应当使用规范的疾病诊断和手术操作名称,诊断依据应在病历中可追溯。疾病诊断编码应当统一使用ICD-10,手术和操作编码应当统一使用ICD-9-CM-3。使用疾病诊断相关分组（DRGs）开展医院绩效评价的地区,应当使用临床版ICD-10和临床版ICD-9-CM-3。

（2）入院时间是指患者实际入病房的接诊时间;出院时间是指患者治疗结束或终止治疗离开病房的时间,其中死亡患者是指其死亡时间;记录时间应当精确到分钟。

（3）诊断名称一般由病因、部位、临床表现、病理诊断等要素构成。出院诊断包括主要诊断和其他诊断（并发症和合并症）。主要诊断一般是患者住院的理由,原则上应选择本次住院对患者健康危害最大、消耗医疗资源最多、住院时间最长的疾病诊断。主要诊断的选择遵循以下原则。

①主要诊断选择的一般原则。

■ 若病因诊断包括疾病的临床表现,则选择病因诊断作为主要诊断。

■ 以手术治疗为住院目的的,则选择与手术治疗相一致的疾病作为主要诊断。

■ 以疑似诊断入院,出院时仍未确诊,则选择临床高度怀疑、倾向性最大的疾病诊断作为主要诊断。

■ 因某种症状、体征或检查结果异常入院,出院时诊断仍不明确,则以该症状、体征或异常的检查结果作为主要诊断。

■疾病在发生发展过程中出现不同危害程度的临床表现,且本次住院以某种临床表现为诊治目的,则选择该临床表现作为主要诊断。疾病的临终状态在原则上不能作为主要诊断。

■本次住院仅针对某种疾病的并发症进行治疗时,则该并发症作为主要诊断。

②住院过程中出现比入院诊断更为严重的并发症或疾病时,按以下原则选择主要诊断。

■对于手术导致的并发症,选择原发病作为主要诊断。

■对于非手术治疗或出现与手术无直接相关性的疾病,按照主诊断选择基本原则选择主要诊断。

③肿瘤类疾病按以下原则选择主要诊断。

■本次住院针对肿瘤进行手术治疗或进行确诊的,选择肿瘤为主要诊断。

■本次住院针对继发肿瘤进行手术治疗或进行确诊的,即使原发肿瘤依然存在,也要选择继发肿瘤为主要诊断。

■本次住院仅对恶性肿瘤进行放疗或化疗时,选择恶性肿瘤放疗或化疗为主要诊断。

■本次住院针对肿瘤并发症或肿瘤以外的疾病进行治疗的,选择并发症或该疾病为主要诊断。

④产科的主要诊断应当选择产科的主要并发症或合并症。没有并发症或合并症的,主要诊断应当由妊娠、分娩情况构成,包括宫内妊娠周数、胎数(G)、产次(P)、胎方位、胎儿和分娩情况等。

⑤多部位损伤,以对健康危害最大的损伤或主要治疗的损伤作为主要诊断。

⑥多部位灼伤,以灼伤程度最严重部位的诊断为主要诊断。在同等程度灼伤时,以面积最大部位的诊断为主要诊断。

⑦以治疗中毒为主要目的的,选择中毒为主要诊断,临床表现为其他诊断。

⑧由于各种原因导致原诊疗计划未执行且无其他治疗出院的,原则上选择拟诊疗的疾病为主要诊断,并将影响原诊疗计划执行的原因(疾病或其他情况等)写入其他诊断。

(4)其他诊断是指除主要诊断以外的疾病、症状、体征、病史及其他特殊情况,包括并发症和合并症。并发症是指一种疾病在发展过程中引起另一种疾病,后者即为前者的并发症。合并症是指一种疾病在发展过程中出现的另外一种或几种疾病,后发生的疾病不是由前一种疾病引起的。合并症可以是入院时已存在的,也可以是入院后新发生的或新发现的。填写其他诊断遵循以下原则。

①填写其他诊断时,先填写主要疾病并发症,后填写合并症;先填写病情较重的疾病,后填写病情较轻的疾病;先填写已治疗的疾病,后填写未治疗的疾病。

②下列情况应当写入其他诊断。

■入院前及住院期间与主要疾病相关的并发症。

■现病史中涉及的疾病和临床表现。

■住院期间新发生或新发现的疾病和异常表现。

■对本次住院诊治及预后有影响的既往疾病。

（5）手术及操作名称一般由部位、术式、入路、疾病性质等要素构成。主要手术及操作的选择遵循以下原则。

①有多个术式时，主要手术首先选择与主要诊断相对应的手术。一般是技术难度最大、过程最复杂、风险最高的手术，应当填写在首页手术操作名称栏中的第一行。

②既有手术又有操作时，按手术优先原则，依手术、操作时间顺序逐行填写。

③仅有操作时，首先填写与主要诊断相对应的、主要的治疗性操作（特别是有创的治疗性操作），后依时间顺序逐行填写其他操作。

当出现入院记录中诊断排序原则与前述主要诊断选择原则不一致的情况时，入院记录中的诊断排序仍遵循其原则，即允许入院记录中的诊断排序与病案首页的不一致。

病案首页中的其他填写说明参照原国家卫生部"新版病案首页填写说明"（见附录）执行。住院病案首页数据质量管理与控制指标（2016版）及住院病案首页数据质量评分标准见附录。

第十节　医学术语缩写规定

医疗服务是一项高度依赖于信息交流的复杂工作。患者及家属、医务人员和社区医疗机构等相互之间都需要密切交流病历信息。确保正确的信息传递是促进医患有效沟通、保证患者安全的重要因素之一。在病历书写中，规范、正确地使用医学术语缩写非常重要。统一制定、使用标准化缩写及符号，可防止信息传递错误和患者医疗服务中潜在的错误。医疗机构可参照国内外相关指南和文献，如：美国安全用药研究所（ISMP）提供的"医疗信息交流禁用的缩写、符号和计量名称的列表"（附录7），结合本单位的实际情况确定医学术语缩写及符号的使用规则，包括本机构内允许使用与禁止使用的缩写及符号、目录等。目录的确定与使用规则可参考以下原则。

（1）临床使用容易产生混淆或容易发生不良后果的缩写、符号一律禁止使用。

（2）除通用的外文缩写或无正式中文译名的情况外，药品名称、诊断名称、手术操作名称、症状体征等均不得使用缩写。

（3）考虑到目前大部分医疗机构已实现病历电子化，对于因书写字迹潦草而容易导致混淆的缩写、符号，可限定手写病历时禁止使用。

（4）每一个缩写只有一个含义。

（5）将全院通用的检验常用指标缩写、不至于引起混淆的度量单位缩写纳入目录，允许使用。

（6）度量单位：应使用公制的度量单位。

（7）将专科使用频率高、为医护人员普遍接受且不易产生混淆的医学术语缩写报医务部，由病案管理委员会审定后纳入目录。

（8）患者知情同意书和权利文书、出院指导、出院记录、需患者保管的医疗文书资料（如疾病诊断证明等）、其他患者及家属会阅读或接受的有关患者医疗服务的文书中，除了检验检查指标外，禁止使用缩写。

第十一节　病历排序

2013年11月20日,原国家卫生计生委颁布了《医疗机构病历管理规定(2013年版)》(简称《规定》)。该《规定》进一步规范了病历排序。为便于全省医院更好执行规范,浙江省病历管理质量控制中心在广泛征求各市病历管理质量控制中心及省级医院意见的基础上,组织专家讨论制定了浙江省住院病历排序标准。考虑到病危(重)通知书等病情告知资料与知情同意书均是需要医师谈话告知,并由医患双方签名的病历资料,应一并归档,我省病历排序标准对原国家卫生计生委要求的"特殊检查(特殊治疗)同意书、会诊记录、病危(重)通知书"的排序进行了调整,顺序调整为"特殊检查(特殊治疗)同意书、病危(重)通知书、会诊记录"。经浙江省卫生计生委审核同意,我省运行病历、归档病历的排序标准如下。

一、运行病历的排序要求

分类	内容			备注
体温单	体温单			按时间顺序倒排
医嘱单	长期医嘱			各项分别按时间顺序倒排
	临时医嘱			
	中医处方			
	专科专项治疗医嘱单(如有)			
入院记录	入院记录、入院时相关专科评估表(如有),再次入院记录或24小时内入出院记录、24小时内死亡记录或日间病历入出院记录			
病程记录	首次病程记录			
	日常病程记录、上级医师查房记录、疑难病例讨论记录、交接班记录、转入转出记录(转科、接科记录)、阶段小结、抢救记录等			按时间顺序排列
	手术相关记录与资料	术前讨论记录		有创诊疗相关资料参照本顺序排列
		术前小结		
		重大疑难手术审批记录(如有)		
		手术知情同意书		
		手术植入材料收费知情同意书		
		麻醉知情同意书		
		麻醉术前访视单		
		手术部位确认图表(如有)		
		手术安全核查表		
		手术风险评估表		
		手术清点记录		
		麻醉记录单		

续表

分类	内容		备注
病程记录	手术相关记录与资料	手术记录单	有创诊疗相关资料参照本顺序排列
		术中谈话记录(如有)	
		麻醉术后观察记录(如在麻醉记录单背面,此条忽略)	
		手术室护理记录单	
		麻醉复苏记录	
		手术室随访护理记录单(如有)	
	术后首次病程记录		
	术后谈话记录		
	续日常病程记录		
护理记录	护理入院评估单		按时间顺序
	护理记录单(包括病重、病危患者护理记录)		
	护理健康教育评价单(如有)		
	住院患者健康问题表(如有)		
	其他评估、记录单及交接单		
知情告知及谈话记录	授权书		同一类目下同意书按时间排序
	输血知情同意书(包括使用血液制品)		
	特殊检查、特殊治疗知情同意书		
	病情谈话:病危(重)通知书、72小时谈话记录、自动出院谈话记录等另立单页的谈话记录		
	其他由医生签署的知情同意书		
	由护士签署的知情同意书		
	其他(1)单位介绍信及我院证明、各种审批备案单(2)含告知事项的检查预约单		
会诊单	会诊记录单(中医处方贴于中医科会诊单上)		按会诊时间顺序排列
专科评估、记录单	相关专科评估、记录单		按项目时间排列;同一项目多次记录,归类后按日期顺序排列
检查检验报告	病理资料(1)病理报告单(2)免疫组化(包括术中冰冻快速诊断)		
	检验报告		按报告时间排列
	辅助检查		按项目时间排列;同一项目多次检查,归类后按时间顺序排列
	放射影像检查 X光、CT、MRI、ECT、PET等		

续表

分类	内容	备注
首页及其他	住院病历首页	如有相应资料,参考该排序规则
	入院许可证	
	患者信息修正申请表	
	各类疾病评价表或临床路径表单	
	留抢病历	
	门诊病历	
	入院前外院病历、报告单原件或复印件等	

二、归档病历的排序要求

分类	内容		备注
病案首页	住院病案首页		
	入院许可证(如有)		
	患者信息修正申请表(如有)		
质控表单	各类疾病评价表或临床路径表单(如有)		
入院记录	入院记录、入院时相关专科评估表(如有),再次入院记录或24小时内入出院记录、24小时内死亡记录或日间病历入出院记录		
病程记录	首次病程记录		
	日常病程记录,上级医师查房记录,疑难病例讨论记录,交接班记录,转入转出记录(转科、接科记录),阶段小结,抢救记录等		按时间顺序排列
	手术相关记录与资料	术前讨论记录	有创诊疗的相关资料参照此顺序排列
		术前小结	
		重大疑难手术审批记录(如有)	
		手术知情同意书	
		手术植入材料收费知情同意书	
		麻醉知情同意书	
		麻醉术前访视单	
		手术部位确认图表(如有)	
		手术安全核查表	
		手术风险评估表	
		手术清点记录	
		麻醉记录单	
		手术记录单	
		术中谈话记录(如有)	

分类	内容		备注
病程记录	手术相关记录与资料	麻醉术后观察记录	有创诊疗的相关资料参照此顺序排列
		手术室护理记录单	
		麻醉复苏记录	
		手术室随访护理记录单(如有)	
	术后首次病程记录		
	术后谈话记录		
	续日常病程记录		
	出院记录(死亡记录)		
	死亡病例讨论记录/尸检报告(如有)		
知情告知及谈话记录	授权书		同一类目下的同意书按时间顺序排列
	输血知情同意书(包括使用血液制品)		
	特殊检查、特殊治疗知情同意书		
	病情谈话:病危(重)通知书、72小时谈话记录、自动出院谈话记录等另立单页的谈话记录		
	其他由医师签署的知情同意书(专项知情同意书等)		
	由护士签署的知情同意书		
	其他	单位介绍信及本院证明、各种审批备案单	
		含告知事项的检查预约单	
会诊单	会诊记录单(中医处方贴于中医科会诊单上)		按会诊时间顺序排列
专科评估、记录单	相关专科评估、记录单		按项目时间排列;同一项目多次记录,归类后按日期顺序排列
检查检验报告	病理资料	病理报告单	
		免疫组化(包括术中冰冻快速病理报告单)	
	检验报告		按报告时间顺序排列
	辅助检查		按项目时间排列;同一项目多次检查,归类后按时间顺序排列
	放射影像检查X光、CT、MRI、ECT、PET等		
体温单	体温单		按时间顺序排列
医嘱单	长期医嘱		各项分别按时间顺序排列
	临时医嘱		
	中医处方		
	专科专项治疗医嘱单		

续表

分类	内容	备注
护理记录	护理入院评估单	按时间顺序排列
	护理记录单(包括病重、病危患者护理记录)	
	护理健康教育评价单(如有)	
	住院患者健康问题表(如有)	
	其他评估、记录单及交接单	
其他	留抢/留观病历	
	门诊病历(如有归档)	
	入院前外院病历、报告单原件或复印件等	

第三章

专项病历书写规范

第一节　麻醉病历

　　麻醉病历是手术患者医疗过程中记载的文件之一。麻醉病历分为住院麻醉病历和门诊麻醉病历两部分。住院麻醉病历,又称手术室麻醉病历,包括麻醉前访视单、麻醉知情同意书、麻醉记录单、麻醉后恢复室记录单、麻醉术后访视记录单、麻醉术后镇痛访视记录单等;门诊麻醉又称手术室外麻醉,其病历包括手术室外麻醉知情同意书、手术室外麻醉小结单。麻醉科医师在临床实践中,对每一例患者麻醉前、麻醉中、麻醉后的各方面情况,进行详尽、全面、系统、确切地记录,有助于减少与防范医疗差错、提高麻醉质量、保证患者安全,有助于培养麻醉科医师独立思考和综合判断的能力,为临床教学和科研提供原始的典型资料。

　　一份合格的麻醉病历,必须建立在认真细致的观察、正确判断、果断处理和丰富的麻醉知识与经验基础上。因此,每位麻醉科医师应不断加强学习,提高麻醉病历的书写能力。

一、书写格式和方法

(一)麻醉前访视单

　　手术前,由麻醉科医师对患者的主要病史及各种生理指标进行会诊,相关内容在访视单中记录。

　　麻醉前访视单的书写要求如下。

　　(1)患者的主要病史及各项检查指标,必须在访视单中按项目据实填写,不得空缺。

　　(2)麻醉前用药及麻醉选择要同时写在病房医嘱单上,可以在大病历中记录特殊情况。

　　(3)系统异常情况。

　　各系统项目若有异常,在"有"上打"✓",并在后列的"现在情况"栏目中选择异常项目,在其前置"□"上打"✓";若未列该异常项目,则在"过去或其他情况"栏目中注明。

　　各系统项目若无异常,在"无"上打"✓"。

　　若有所列系统项目之外的异常检查、检验结果,如肺功能、心电图、心脏超声、动态心电图等,可填写在各自所属系统,如:"肺和呼吸""心血管""心电图"等项目中的"过去或其他情况"栏目下。

（4）总体评估。

估计患者对手术和麻醉的耐受力,进行ASA评级,并在相应的分级上打"√";若为急诊手术患者,需在"E"上"√"。

（5）目前存在的问题和建议。

在麻醉前的访视过程中发现异常情况,如发现术前准备不足,向手术医师建议补充检查,或请相关专科医师会诊等情况,可在此处注明。

（6）麻醉计划。

在相应的麻醉计划选择项目的前置"□"上打"√"。

（二）麻醉知情同意书

麻醉知情同意书是指麻醉前,麻醉科医师向患方告知拟施麻醉的相关情况,并由患者签署是否同意麻醉意见的医学文书。内容包括患者的姓名、性别、年龄、病案号、科别、术前诊断、拟行手术方式、拟行麻醉方式,患者的基础疾病及可能对麻醉产生影响的特殊情况,麻醉中拟行的有创操作和监测,麻醉风险（可能发生的并发症及意外情况）,麻醉科医师签名,患方签署意见并签名,签署时间。

麻醉知情同意书分教学医院使用和非教学医院使用两种版本。

（三）麻醉记录单

麻醉记录单的书写格式和要求按照"中华人民共和国卫生部强制性卫生行业标准WS329-2011麻醉记录单"执行。

说明如下。

（1）术中监测患者的血压、脉搏、呼吸频率需每5分钟测记一次。遇重危患者,需5分钟以内测记,表格中原5分钟一格可改为1分钟一格。如使用呼吸机,呼吸频率可不画记号,只需直接记录频率、潮气量、气道压力等实际数字。

（2）麻醉用药:用箭头对准坐标时间记录剂量即可。遇同一行中两种药并用时,应在药名上方及剂量之前均需标上"√"及"△"符号,以示两药的区别。例如用琥珀胆碱诱导、万可松维持,其剂量分别为100mg及3mg,则在"琥"字上打"√",在"万"字上划"△",并在对准时间格内记下"√100mg,△3mg"。在使用静脉复合液时,不仅要记录剂量,还必须写明"静滴"并填上浓度。应用未列出的麻醉药,可写在麻醉药的空格内。

（3）麻醉期用药:指治疗药物的应用,书写药名、剂量、浓度、用药途径,并用数字标在"用药序号"栏内,对准坐标上的时间。

（4）PCA:术后镇痛方式。若为硬膜外途径,则勾选"E";若为静脉途径,则勾选"V"。

（5）麻醉效果:按麻醉效果评定标准执行。

（6）"患者送往1,2,3"项目中的"1"指病房,"2"指恢复室,"3"指重症监护室,以打"√"法记录。

（7）评分:指患者离开手术室时的情况,按照恢复室评分标准进行评估。

（8）输血、输液:写清具体名称,但在总计时,只按自体血、成分输血、胶体液及晶体液四类记录。

（9）各类麻醉记录要求。

椎管内麻醉、全麻操作、麻醉期间并发症，均用打"√"方法如实选择记录，尤其对麻醉期间的并发症要如实记录，绝不可隐瞒漏记。如遇表中未列的并发症，可填写在空格中；遇椎管内穿刺出血，要分清是穿刺时出血还是置管时出血。

（10）特殊患者麻醉及麻醉异常情况的分析总结。

有以下情况之一者应书写麻醉分析的总结记录：

①特殊患者：原已存在与手术无关或仅部分相关的病理生理改变，或预计术中生理干扰较大，或有特殊要求的手术患者。

■ 各类休克患者。

■ ASA Ⅲ级、Ⅳ级、Ⅴ级以及伴有下列疾病者：高血压伴有重要脏器受损者，心功能在Ⅱ～Ⅳ级的冠心病患者，心、肺、肝、肾功能不全者，内分泌疾病患者。

■ 精神障碍患者。

■ 80岁以上的患者。

■ 婴幼儿三类及三类以上手术者。

②采用麻醉新技术、新方法和特殊麻醉的。

③一种麻醉方法失败后改用其他麻醉方法。

④麻醉中出现异常情况，如麻醉药超量使用，过敏反应，麻醉中出现并发症、意外或出现"危象"及术中抢救等情况的患者。

⑤麻醉难度大，或估计有医疗纠纷可能的患者。

⑥工作一年以内的医师和进修、实习医师在带教老师指导下每月按不同麻醉方法书写麻醉分析总结各若干份。

（11）麻醉后医嘱：麻醉后由麻醉科医师在病历医嘱单上开出书面医嘱，不可疏漏。

（12）记录单采用无碳复写纸，因格子小，宜选用会计的特细黑色笔书写。记录单为一式两份，将正页放入患者病历，将副页留麻醉科保管备查。对于已采用麻醉信息系统记录的单位，副页可不打印，将其留在电脑系统内备查。

（四）麻醉后恢复室记录单

手术结束后患者由手术室转入PACU，由麻醉科医师向PACU负责医师或护士交代患者的一般情况（意识、循环、呼吸状况、术中输液量、特殊用药等）。PACU护士应及时记录患者的入室时间、BP、HR、RR、SpO_2、瞳孔大小、尿量、发音情况等，如带气管导管的，护士应及时清除导管里的内分泌物，必要时进行辅助呼吸，直到患者复苏。

麻醉后恢复室记录单中"一般记录"的内容至少每15分钟记录一次。病情不稳定者随时测量，及时记录，及时处理。除"一般记录"外，其他内容据实及时记录。

复苏过程中的病情及处理，应真实、完整地记录在记录单上。

（五）麻醉术后访视记录单和术后镇痛访视记录单

麻醉术后访视记录单要求在术后24小时内完成，若无麻醉相关并发症发生，访视记录一次即可。麻醉术后镇痛访视记录需访视至术后镇痛结束，每天至少访视一次；若发现有麻醉相关并发症,应及时通知主管医师共同处理,并继续访视至病情好转为止。

记录时在各观察项目下打"√"即可。若有特殊情况,记录在"其他特殊情况及处理"栏中。

(六)手术室外麻醉知情同意书

实施手术室外麻醉前,麻醉科医师必须详细了解患者的病史,评估麻醉风险,掌握适应证的范围,并向患者及家属详细介绍有关麻醉的实施目的、益处、麻醉方式、过程、麻醉前后注意事项以及可能发生的并发症、意外等不良反应。患者及家属自愿选择并同意麻醉,由患者本人或代理人在手术室外麻醉知情同意书上签名后,方可实施麻醉。

手术室外麻醉过程记录应据实记录在手术室外麻醉小结单或门诊病历上,内容包括患者的入室情况、麻醉经过、术中用药、复苏经过、离室情况等。记录要求说明如下。

(1)据实、完整填写各项内容数据,或在已提供选择项目前"□"上打"√"。

(2)对于麻醉开始时间、开始复苏时间、离室时间应分别记录各时间点,采用24小时制格式。

(3)术中用药记录使用的各种药物的总量即可。

(4)术中如遇特殊情况,无法在已列项目中进行记录的,则记录在"麻醉中特殊情况及处理措施"栏中,必要时可记录在门诊病历或住院病历病程记录中。

(七)注意事项

书写各种记录单时,均不得涂改。若有书写错误之处,可用双线画在错字上,保留原记录清楚、可辨,将正确的字书写在旁边,修改人签名、签署日期(精确到分钟)。不得采用刮、粘、涂等方法掩盖或去除原来的字迹。

二、管 理

对麻醉病历须实行科学管理,以便随时获取所需的麻醉病例的原始资料。手术患者的病历中必须有麻醉前访视单、麻醉知情同意书、麻醉记录单(正页)、麻醉后恢复室记录单和麻醉术后访视记录单、术后镇痛访视记录单等。麻醉记录单副页保留在麻醉科内,手术室外麻醉知情同意书和手术室外麻醉小结单保留在麻醉科内或医院病案管理部门,由专人负责管理,统一分类、登记、编号和存档。存档可根据各单位的实际情况设计,如可按时间、麻醉方法、手术部位等方法分类存档,也可存入电脑保管。

麻醉病历的书写格式参照本书第二部分"病历模板"中的相关内容。

第二节 日间病历

日间手术作为一种高效、安全的医疗服务模式正在被越来越多的患者和医疗机构所接受,大力推进日间手术的开展是医改新时期提升医疗服务效率、改善医疗服务体验的重要举措之一。此外,在临床诊疗工作中,还存在一部分有短期住院观察治疗需求的非手术治疗(如化疗)患者,在诊疗工作流程上与日间手术管理模式类似。通常,将此类日间手术或非手术的诊疗模式统称为"日间诊疗"。为适应日间诊疗的管理特点,促进日间诊疗的规范开展,确保医疗质量与安全,有必要对其病历书写要求进行规范。浙江省病历管理质量控制中心于2017年3月正式印发了《浙江省日间病历书写规范(试行)》(以下简称《规范》,见附录),为各医疗机构日间诊疗尤其是日间手术的规范开展提供了参考。

本节内容以日间手术的病历书写要求为重点,阐述浙江省日间病历的书写要求。

一、日间病历概述

根据中国日间手术合作联盟(China Ambulatory Surgery Alliance,CASA)2015年发布的我国关于日间手术的定义,日间手术是"病人在一日(24小时)内入出院完成的手术或操作",是有计划进行的,不含门诊手术。由于病情需要延期住院的特殊病例,住院最长时间不超过48小时。据此,《规范》创新性地提出了"日间诊疗"的概念,即:日间诊疗是满足患者短期住院观察治疗需求的诊疗服务模式,住院时间一般不超过24小时。诊疗对象包括日间手术和日间非手术两类住院患者。因病情需要延期住院的特殊病例,住院时间不超过48小时。该定义兼顾了日间非手术诊疗及中国日间手术合作联盟(CASA)2015年发布的我国"日间手术"的定义,从而将"日间病历"定义为患者接受日间诊疗服务的医疗记录,是日间诊疗的专用病历。当然,日间手术是日间诊疗中最主要的部分,也是《规范》需要重点解决的问题。在适用范围方面,《规范》限定在日间手术或日间非手术患者住院病历的书写,不包括非计划性的24小时入出院。同时,要求开展日间诊疗服务的医疗机构应当制定相应的收治范围,对日间手术实行病种准入,对符合收治范围的住院患者,方可书写日间病历。

日间手术患者经门诊评估,入院当天接受手术,短期观察后出院。日间手术医疗质量与安全的核心环节在于建立严格的医师手术资质、日间手术病种、患者收治准入标准,在门诊、术前、出院时对患者开展系统的医疗评估,并在患者出院后结合日间手术病种特点建立常规随访和专科随访相结合的随访体系,确保医疗服务质量与患者安全。本着基于《病历书写基本规范》,同时应适应日间手术管理的特点和要求,合理精简病历记录,突出日间手术服务优势的原则,《规范》重点突出了前述的"核心环节"。《规范》全文共2章17条,包括了日间病历入出院记录、术前评估记录单、出院评估记录单、手术及术后首次病程记录、日间诊疗病情记录单、日间手术评估/交接记录单在内的6个推荐应用的标准文书模板。

二、一般书写要求

根据日间诊疗的定义,患者的住院时间一般不超过24小时。因此,日间病历书写要求主要参照《病历书写基本规范》中24小时内入出院记录的相关要求,并重点突出患者入院准入标准、术前评估、病情及诊疗记录、围术期相关记录、出院评估、出院后随访及非预期病情变化等方面的书写要求。具体包括以下几个方面。

(1)入出院记录适用范围问题。根据定义,日间诊疗包含了住院时间在48小时内(延期出院)的情形,这不符合《病历书写基本规范》中24小时内入出院记录的适用范围。《规范》将此类情况定义为患者因达不到出院标准而无法在24小时内出院(延期住院)的特殊病例,要求在诊疗经过后记录患者延期住院的原因,并应告知患者或其代理人。

（2）入出院评估记录问题。《病历书写基本规范》定义的24小时内入出院记录能满足一般日间非手术诊疗的记录书写要求。一方面，对于日间手术而言，其中缺乏对患者全面、系统的术前评估记录，而普通住院病历书写中对入院及术前的评估记录要求又过于复杂。另一方面，日间手术在患者的选择方面有一定的要求，患者在入院前已完成评估，术前检查和诊断、手术方式等均已明确。因此，《规范》结合日间手术特点设置相应的入出院评估记录单，入院时突出对门诊评估的确认及患者术前的病情评估，突出患者本次日间手术的诊疗计划和出院计划。在患者出院时在常规评估基础上，针对手术相关的生命体征变化、活动能力、恶心呕吐、疼痛及外科出血等情况对患者进行量化评估，评价患者的离院风险。

（3）出院医嘱问题。日间诊疗患者在短时间住院观察后即可离院，对患者的出院宣教及随访是确保日间诊疗服务质量的重要措施之一。《规范》对于出院医嘱的书写做了具体要求，主要包括出院注意事项、出院带药、随访计划等三个部分，要求出院的注意事项具体明确，注明发生特殊情况的应急处理措施、联系电话等；要求医疗机构结合准入的日间手术病种建立相应的随访标准，建立患者的随访记录，对随访计划应明确首次及后续随访安排，有条件的可将随访记录一并纳入病历归档，对于委托其他医疗机构随访的应在随访计划中说明。同时，要求出院医嘱以书面形式交给患方，以替代普通住院患者出院时的出院记录，进而也解决了患者出院时无法及时取得相关医疗文书的问题。

（4）日间病历审核签名问题。《规范》明确说明日间非手术病历应由主管医师审核签名，日间手术病历应由主刀医师审核签名，从而与术前主刀查房、术前小结书写要求一致。

（5）病程记录书写问题。根据《病历书写基本规范》，患者入院8小时内完成首次病程记录。从书写时限看，日间手术患者一般入院后即行手术治疗，部分手术患者甚至在入院8小时内已出院；从书写内容看，首次病程记录主要包含了病例特点、拟诊讨论和诊疗计划三方面内容。日间手术病种相对简单，患者入院前已经经过门诊评估，诊断及手术方案均已明确。入出院记录内容包括了患者的基本情况、主诉、入院情况、诊疗经过、出院情况、出院医嘱等内容，并已填写术前评估记录单。因此，从临床工作实际出发，《规范》不再要求书写首次病程记录，但要求患者发生病情变化时及时记录病情、采取的措施及效果等。

（6）日间手术在围手术期的病历书写要求。根据《病历书写基本规范》对围手术期医疗文书的书写要求，患者术前应书写术前小结并应有术前主刀医师的查房记录。日间手术患者入院前、手术前，主管医师已对其手术适应证、禁忌证及术前准备情况进行系统评估，同时书写上述内容无疑增加医师的工作负担。因而，《规范》将上述内容进行整合，评估内容在日间手术的术前评估记录单上一并记录，并要求由主刀医师审核签名。对于手术记录、术后首次病程记录及术后谈话记录等，考虑到几项内容中存在较多的重复内容，《规范》就此进行了整合，并提供了手术及术后首次病程记录的推荐文书模板。

（7）患者诊疗医嘱记录要求。日间诊疗尤其是日间手术患者往往在门诊完成相关检查，日间诊疗病历作为住院病历如何记录上述内容，并配合物价、医保等部门的监管等需要予以明确。《规范》要求将入院前完成的相关辅助检查医嘱纳入日间病历医嘱记录，并规定医嘱下达、执行的时间以实际时间为准；将相关辅助检查结果纳入本次住院日间病历并归档。

（8）病历书写时限与审核。《规范》要求日间病历入出院记录应当于患者出院后24小时内完成，术前评估记录单应在患者术前完成，出院评估记录单应在患者离院前完成，手术及术后首次病程记录书写时限按照《病历书写基本规范》即刻完成。

（9）护理相关记录。长期以来医师与护理人员各自书写病历记录的模式带来诸如记录重复、不一致等问题，并且增加医务人员的文书工作量。《规范》强调患者的病情记录、诊疗及护理记录应体现医护记录一致性，并提倡有具体条件的医疗机构实施医护"一体化"病历。同时，结合日间手术的管理特点及国际上流行的SBAR交接模式，设置了护理路径表单，重点突出患者入院时、送手术室前、到达手术室、到达复苏室、到达术后病区时对患者的评估及交接内容，也有效地整合了与护理相关的医疗文书。

（10）诊疗知情同意的特殊事项。鉴于日间诊疗的特殊性及患者对日间诊疗模式的认知尚需要一定的过程，《规范》对日间诊疗相关知情同意事项做了具体要求。内容包括患者的病情是否符合日间诊疗的收住标准、日间诊疗的住院时限、可能的延期出院或转其他专科的治疗风险、出院后可能再次入院治疗的风险、出院后随访的有关事项等。为方便临床工作，上述内容可在入院告知书或其他相关诊疗知情同意书中予以说明。同时，要求对发生患者延期出院及非预期的病情变化或治疗方案变更等情形的，应落实诊疗知情同意制度。

（11）患者无法按计划出院时病历的书写要求。

在日间诊疗开展过程中，难以避免会出现患者延期住院、延期出院（48小时）后仍达不到出院、发生严重并发症或合并症甚至非预期死亡的情况。《规范》对上述情形下病历的书写要求及处理原则均做了明确的规定。具体包括以下内容。

①患者因达不到出院标准无法在24小时内出院（延期住院）的特殊病例，应在诊疗经过后记录患者延期住院的原因，并告知患者或代理人。

②患者延期住院（48小时内）仍达不到出院标准或发生非预期病情变化转常规住院流程或转其他专科治疗的，应在诊疗经过后记录患者的病情及留院进一步治疗的原因，并告知患者或代理人，同时书写转常规住院或转科的相关记录。按一般住院病历书写要求书写入院记录、首次病程记录及日常病程记录等。入院记录中入院时间以日间诊疗的入院时间为准，病历书写时限考核以转入时间为准来计算，日间诊疗未按计划出院的情况应在入院记录中说明。

③患者经进一步治疗出院前应有评估患者达到出院标准的记录，并由相应的主管医师核准签名。病案首页中入院时间以日间诊疗的入院时间为准，相关日间病历内容完善后附于该病历之后，不单独填写首页。

④若患者发生死亡，则应详细记录抢救经过、死亡时间、死亡原因、死亡诊断等，并按规定做好死亡讨论记录。

《规范》的制定，适应了日间诊疗的发展，在立足病历书写基本原则的前提下，有效地解决了日间诊疗的管理特殊性与原有病历书写规范不适应的矛盾，为日间诊疗病历的书写提供了依据。同时，《规范》紧密结合日间诊疗的特点及影响其医疗质量的核心环节，重点突出，具有很强的针对性，有利于各级医疗机构深入理解日间诊疗尤其是日间手术的核心问题，对推动各级医疗机构规范、有序地开展日间诊疗工作具有重要的作用。

第三节　门(急)诊病历

一、书写的基本要求

门(急)诊病历包括病历首页(封面)、病历记录、检验报告、医学影像等辅助检查资料等。根据患者的就诊情况,还包括诊疗过程补充记录、会诊记录、有创操作记录、知情同意书及其他表单,如门(急)诊特殊诊疗记录表单。

门(急)诊病历首页(封面)内容应当包括患者的姓名、性别、出生日期、民族、婚姻状况、职业、工作单位、住址、药物过敏史等项目。

门(急)诊病历记录分为初诊病历记录和复诊病历记录。门(急)诊病历记录应当由接诊医师在患者就诊时及时完成。患者每次就诊均要有诊疗记录。

书写门(急)诊病历应准确运用医学术语,各种检查申请单、化验单应按要求逐项填写,字迹清楚,并把项目记录于病历中;出具的医疗诊断、病假证明均应按规定填写,并记录在病历中;修改病历应保留原字迹可辨认,由医师签名并注明修改时间。

急诊病历还应记录急诊的预检信息,包括预检时间,生命体征(包括体温、心率、呼吸、血压、经皮血氧饱和度等),预检及接诊时间应当具体到分钟。

二、初诊病历记录

初诊病历记录是患者本次发病后首次来院就诊所书写的医疗文书,书写内容应当包括就诊时间、科别、主诉、现病史、既往史,体检发现的阳性体征、必要的阴性体征和辅助检查结果及其他必要时可选择的评估内容(包括疼痛评估、社会心理评估、意识评估、跌倒风险评分等),诊断及治疗意见和医师签名等。

(1)主诉:根据具体病情记录,基本形式为"症状(体征)＋持续时间"。

(2)现病史:应包括起病时间、诱因、主要的阳性症状、伴随症状、有鉴别意义的阴性症状、与本次疾病相关的既往症状、本次发病后的诊治过程。

(3)既往史:包括既往有无慢性疾病、传染疾病、严重外伤手术等重要疾病史,有无与本次疾病相关的家族史,有无与本次疾病密切相关的职业、特殊生活方式和接触史,有无食物药物过敏史,如为育龄期女性,则应包括末次月经的时间、有无怀孕或哺乳等。

(4)查体和辅助检查:记录体格检查阳性体征和有重要意义的阴性体征。记录与本次疾病相关的辅助检查结果,对于非本院检查结果应注明报告单位、日期及检查单号。

(5)初步诊断:规范书写疾病诊断,对暂时不能明确诊断的可在诊断名称后标注"?"。

(6)诊疗意见:详细记录进一步的检查、治疗方案,"待查"病例应记录下一步的具体诊疗措施;用药物治疗时应规范记录药品名称、用法、用量等,同时告知患者有关注意事项、健康宣教等并记录;如患者拒绝建议的诊疗方案,应请患者在病历上注明意见并签名;建议休息时间及复诊安排。

(7) 书写者签名,书写时间。

三、复诊病历记录

复诊病历记录的书写内容应当包括就诊时间,科别,主诉,病史,必要的体格检查和辅助检查结果,必要时可选择的评估内容(包括疼痛评估、社会心理评估、意识评估、跌倒风险评分等),诊断,治疗处理意见和医师签名等。

复诊病历应简明扼要地记录患者前次就诊后主诉症状及体征的变化,尤其是上次就诊的阳性体征及有重要意义的阴性体征、治疗后的自觉症状及效果,以及新出现的症状和体征等。若诊断有补充或修正的,应记录补充或修正诊断。

四、诊疗过程补充记录

诊疗过程补充记录是指门(急)诊患者检查结果回复、输液后复诊、会诊后、转科前或病情变化时需补充记录的内容。内容包括记录时间,生命体征,补充记录(包括此时的病情描述、检查结果记录等),修正(补充)诊断,诊疗计划和(或)注意事项,健康宣教或患者去向,记录者签名。

五、会诊记录

急诊患者根据病情诊疗需要,可请相关专科进行会诊,按时间顺序由会诊医师直接书写在病历上,内容包括会诊时间(具体到分钟),生命体征,相关病情记录,简要分析,建议处理意见,记录者签名等。

六、有创操作记录

应及时完成操作记录,可按时间顺序记录在病历上。操作记录原则上应由操作者书写,应包括记录时间、操作前的准备,由非操作者书写的应由操作者审核签名、操作过程、操作时和操作后患者生命体征及一般情况变化、操作后的注意事项、记录者签名。

七、知情同意书

知情同意书是就患者诊疗相关事宜与患者或家属进行沟通后由医患双方知情了解后并签名的医疗文书,包括各类诊疗知情同意书、病情告知谈话记录、病危(重)通知、非医嘱离院谈话记录、拒绝诊疗(抢救)谈话记录及其他谈话记录。谈话记录内容一般包括患者诊断、目前病情、拟采取的诊疗措施、防范措施、医方签名及时间、患方签名及时间等,要求简明扼要、清楚易懂,医方记录时间和患方签名时间均应精确到分钟。告知书如为表单式,在表单的抬头之前应有患者的一般信息(如姓名、病案号、年龄、性别等),一式两份,一份存档,一份随门诊病历;或可将内容记录在门诊病历上。门(急)诊知情同意一般可由患者本人签名,代理人签名需签署授权书。

诊疗知情同意书是针对患者有创或高危操作和特殊检查治疗等前签署的患者或家属告知书,患者或家属知情理解同意并签名后方能进行相应操作或检查。门(急)诊常见的需签署诊疗知情同意书的情况包括气管插管、深静脉置管、输血(血液制品)、医疗材料收费(按国家规定)、急诊手术、留置胃管及洗胃、造影剂使用、自费药物(诊疗)、大剂量激素使用、胸腔穿刺(闭式引流)、大面积清创、腹腔穿刺、腰椎穿刺、胃镜、留置三腔二囊管、留置导尿(高危情况)、脱敏注射、镇静药物使用等,基本内容(除医疗材料收费)应包括患者的姓名、病案号、年龄、初步诊断、适应证、主要风险及防范措施、有无替代方案、主管医师及操作者签名和时间、患者或代理人签名和时间,如有创或高危操作时应附手术安全核查表(见第二部分)。

八、其 他

门(急)诊病历的各项内容应如实记录、笔迹清晰,有书写者签名。书写者均应为按相关规定具有相应资质的人员。如患者院内转科或转部门,则门诊病历应带入相应科室或部门。

第四节 急诊留抢/留观病历

急诊留抢/留观病历是患者因病情诊疗需要入抢救室抢救或在留院观察治疗期间的诊疗记录,患者留院时间一般不超过72小时。完整的留抢/留观病历包括首次病历记录,病程记录,抢救室小结,会诊记录,家属告知书,诊疗知情同意书,操作记录,各项表单(如镇静、呼吸机使用、术前安全核查表和风险评估表等)。

一、首次病历记录

首次病历记录是患者进入抢救室/留观室后首次书写的医疗文书,书写要求同门(急)诊病历初诊病历书写要求,并应记录进入抢救室/留观室的时间。

若患者因病情危重入抢救室抢救,则应根据住院病历抢救记录书写要求,于抢救结束6小时内书写抢救记录。

二、病程记录

病程记录原则上至少每班记录一次,内容包括记录时间、上次记录至本次记录过程中的症状体征描述及变化(包括生命体征),重要检查结果记录,血制品及特殊药物输注记录,会诊要点,上级查房要点,进一步的诊疗计划,记录者签名。

当患者出现重大病情变化、有危急值、输血输液反应等情况应随时进行病程的记录,内容应简明扼要,基本内容包括记录时间、出现的情况、采取的诊疗措施和记录者签名。

有创操作结束后应及时完成操作记录,原则上应由操作者书写,应包括记录时间、操作前的准备、操作过程、操作时和操作后患者的生命体征及一般情况变化、操作后的注意事项、记录者签名,非操作者书写的应由操作者审核、签名。

三、会诊记录

会诊记录可由会诊医师直接书写并签名,包括以下基本内容:记录会诊时间、生命体征、相关病情记录、简要分析、建议处理意见等,经管医师应记录会诊意见执行情况,也可由经管医师根据会诊医师在会诊单上的会诊意见记录会诊意见及执行情况。

四、抢救室/留观室小结

抢救室/留观室小结是患者离开抢救室/留观室时所记录的在抢救室/留观室期间的病情总结。根据患者的不同去向,小结可分为以下四种情况。

(一)住　院

基本内容包括记录时间、入室时的病情、留抢/留观期间主要病情变化和主要检查结果记录、简要治疗经过、离抢/离观时的病情和诊断、交班要点、记录者签名。

(二)急诊手术

留抢/留观小结可同时兼术前主刀查房记录和术前小结,应加上主刀医师的查房情况及手术适应证、拟定手术方式、术前准备情况等。

(三)离　院

基本内容包括记录时间、入室时的病情、期间主要病情变化和主要检查结果记录、简要治疗经过、离院时的病情和诊断、离院医嘱和宣教、记录者签名。

(四)死　亡

基本内容包括记录时间、入室时病情(包括生命体征)、期间主要病情变化和主要检查结果记录、简要治疗经过、死亡时间、死亡诊断、记录者签名。

五、知情同意书

同门(急)诊病历要求。

六、留抢/留观病案首页

患者离开抢救室/留观室后,医师应及时完成病历,填写病案首页。急诊留抢/留观病案首页信息包括患者的信息、预检信息、留抢/留观信息、离院信息。详见第二部分。

七、其　他

留抢/留观病历要及时完成,或者在抢救完成后6小时内补记,对于同一次急诊就诊过程因病情变化由诊间转至抢救室或观察室治疗的,无须重复书写首次病历,可以病程记录形式记载转诊的过程。

留抢/留观病历归档排列顺序:首次病历记录、病程记录、抢救室/留观室小结、知情同意书、各项表单。急诊手术术前相关文书,包括授权书、急诊手术知情同意书、医疗材料收费知情同意书(手术用)、输血知情同意书(术中备血)、急诊术前安全核查表和风险评估表等纳入住院病历归档管理。

留抢/留观病历的各项内容应如实记录,笔迹清晰,涉及的时间均应精确到分钟,书写者均应是按相关规定具有相应资质的人员。患者离抢后如住院或行急诊手术,留抢/留观病历应被带入相应科室,最终与住院病历一起归档,如患者离院或死亡,留抢/留观病历也应由抢救室/留观室整理后归档保存。

第五节　产科病历

产科病历书写除符合住院病历书写的一般要求外,根据产科特点重点注意以下几个方面的要求。

（一）主　诉

主诉指对本次妊娠的停经时间及患者就诊的主要症状(或体征)和持续时间的记录。记录应简明扼要,一般不超过20个字,原则上不能用诊断或检查结果来代替主诉;若有几个主要症状,须按发生的先后顺序排列。

（二）现病史

现病史指对患者本次妊娠的发生、演变、诊疗等方面的详细情况做记录,应当按时间顺序书写。现病史的内容包括下列几方面。

(1) 妊娠的发生情况:末次月经情况、特殊妊娠方式、妊娠反应及其诊治、产前检查过程及有无异常发现、胎动状况等。

(2) 患者就诊的主要症状特点及其演变情况:要准确并具体地描写每个症状的发生、发展及其变化。

(3) 伴随症状:发生的时间、特点、演变情况及与主要症状的关系。

(4) 发病后的诊治经过:发病后至入院前的诊治情况,包括外院的诊断结论、检查结果、用药等治疗情况以及疗效和反应等。

(5) 有重要意义的阳性或阴性资料等。

(6) 一般情况:精神状态、睡眠、饮食、大小便、体重变化,以及有无放射线和有毒物质接触情况等。

(7) 与本次妊娠虽无密切关系,但在住院期间仍需给予治疗的其他疾病等情况,应在现病史后另起一段予以记录。

（三）既往史

既往史指患者过去的健康和疾病情况。内容包括以下几方面。

(1) 一般健康状况、疾病史。

(2) 传染病史。

(3) 预防接种史。

(4) 手术、外伤和输血史。

(5) 过敏史:有过敏史者(尤其是药物过敏者),应写明致敏原(药名)、发生时间及症状。

（6）对于长期应用的药物和可能成瘾的药物,应当注明药名和使用情况。

（四）个人史

（1）出生地、长期居留地。

（2）有无疫区居留史(包括疫水或其他疫源接触史)。

（3）特殊嗜好史(有不良嗜好者时应记录其具体情况)及不洁性交史。

（4）教育背景、职业。

（5）婚姻家庭关系是否和睦。

（五）婚姻生育史

（1）婚姻史:是否结婚,结婚年龄,配偶健康状况,有无子女及子女的健康情况等。

（2）生育史:生育情况的记录方式为足月产次数—早产次数—流产次数—现存子女数;生育的具体情况。

（六）月经史

（1）记录方法如下:

$$初潮年龄 \quad \frac{经期（天）}{月经周期（天）} \quad 末次月经时间（或绝经年龄）$$

（2）应询问月经量、性质、有无痛经和白带情况。

（七）家族史

直系亲属的健康状况:有无传染性疾病、遗传性疾病或具有遗传倾向的疾病(如高血压、血液病、哮喘、痛风、糖尿病、肿瘤、癫痫、肥胖、先天发育异常及精神病等)。如有死亡,应当记录已故直系亲属的死亡原因。

（八）体格检查

体格检查应当按照系统顺序进行书写。

（1）一般情况:体温、脉搏、呼吸、血压、基础血压,意识(清晰、嗜睡、昏睡、浅昏迷、深昏迷、谵妄),身高、体重、步态。

（2）皮肤和黏膜。

色泽(正常、潮红、苍白、发绀、黄染);是否有皮疹,瘀斑,出血点,黄染(发生部位在巩膜和皮肤),水肿(－、＋、＋＋、＋＋＋、＋＋＋＋)等。若有,应明确记录其部位、大小及形态。

（3）头颈部:甲状腺是否肿大。

（4）心脏:心率,心律,病理性杂音(部位、性质、时期及强度等)。

（5）肺脏:双肺呼吸音、干湿啰音。

（6）肝脏:触诊(大小、质地、表面光滑度及边缘钝或锐),有无压痛等。若腹部膨隆明显,可为触诊不满意。

（7）脾脏:可否触诊(大小、硬度、压痛、表面光滑度及边缘钝或锐)。若腹部膨隆明显,可为触诊不满意。

（8）肾脏:叩击痛、压痛。

（9）脊柱四肢。

①脊柱:有无畸形、强直、扣压痛,运动是否受限。

②四肢:有无形态异常(如浮肿)、运动功能障碍与异常,关节形态、活动和活动范围。

(10) 其他。

(11) 产科检查。

①骨盆外测量各径线:髂棘间径、髂嵴间径、骶耻外径、坐骨结节间径。

②胎儿情况:宫高、腹围、先露、衔接、胎位、胎心、胎儿体重估计。

③宫缩情况:有无宫缩、间歇时间及持续时间。

④阴道检查:宫口开大情况、先露高低、是否破膜及羊水性状。

(九) 辅助检查

辅助检查指入院前所做的与本次疾病相关的主要检查及其结果。对此应当写明检查日期;如是在其他医疗机构所做的检查,还应当注明该机构的名称。

(十) 初步诊断

初步诊断指经治医师根据患者入院时的情况,在综合分析后所做出的诊断。如初步诊断有多项时,应当主次分明。初步诊断书写于病历页面的左侧。

(1) 产科疾病放在前,妇科及其他科疾病放在后。

(2) 主要疾病放在前,次要疾病放在后。

(3) 原发疾病放在前,并发(继发)疾病放在后。

(4) 急性疾病放在前,慢性疾病放在后。

(5) 损伤中毒性疾病放在前,非此类疾病放在后。

(6) 传染性疾病放在前,非传染性疾病放在后。

(7) 后遗症放在前,原手术或疾病放在后。

(8) 危及患者生命的疾病放在前,不严重的疾病放在后。

(9) 医疗费用或精力花费多的、诊疗时间长的放在前,少的、短的放在后。

(十一) 产科住院表格化病历的相关要求

为简化产科医疗文书,原国家卫生计生委于2016年6月6日印发了产科表格化病历模板,供参考使用。结合我省实际,对我省产科表格化病历模板的使用及推荐文本做如下规范。

1. 产科表格化病历的使用要求

(1) 产科表格化病历应在保证医疗质量和医疗安全的前提下规范使用,并可结合所在医疗机构的实际情况进行细化、完善,制定符合本院实际的病历模板。

(2) 产科医务人员记录正常分娩产妇的相关病历信息时,可以使用产科表格化病历;存在异常分娩、妊娠并发症及其他合并症等特殊情况,进行其他诊疗处理的,要按照有关规定记录相关病历资料,不得使用表格化病历。

(3) 使用产科表格化病历的医务人员,应当已完成医疗机构规定数量的完整病历的相关工作。

(4) 有条件的医疗机构,可以将相关模板纳入电子病历系统。

(5) 产科表格化病历的记录、使用、保存和管理等,按照《医疗机构病历管理规定(2013年版)》《病历书写基本规范》和《电子病历基本规范(试行)》等执行。

2. 产科表格化病历模板

产科表格化病历模板参见第二部分。

3. 出现变异情况时的处理

（1）对于发生产后贫血、尿潴留、尿失禁、小便自解困难等情况，经简单用药及处理可恢复者，维持入院表格化病历，产后可按表格记录，但需在备注中描述用药信息、处理及恢复情况。

（2）如产后体温升高，但在38.5℃以下，产妇的一般情况良好，子宫无压痛，血象不高，考虑奶胀导致体温升高，未使用抗生素治疗，则保持产后记录表格，在备注中描述具体情况、简要分析病情、监测指标及转归情况。

（3）如平产后发生产后出血（500～1000mL），宫颈裂伤，会阴Ⅱ、Ⅲ度裂伤，肩难产等情况，入院病历继续维持原表格化病历，但产后不按简单表格记录，需书写病程记录，详细记录产后处理、手术操作及用药等医嘱信息，并及时记录患者的恢复情况。

（4）如在阴道分娩过程中因某种原因转为剖宫产结束分娩，入院病历继续维持原表格化病历，在病程记录中详细记录转剖宫产的原因（手术指征）及必要性，术中、术后书写病程记录，详细记录手术情况及术后恢复等，不使用平产后表格记录单。

（5）如患者产后发生产褥感染，包括生殖系统及泌尿系统感染，体温及感染指标上升，需使用抗生素治疗，则产后不使用表格记录，需详细记录病程及患者的转归情况，但入院病历维持表格化病历不变。

（6）对于产后会阴切口或伤口愈合不良的，需定期换药或再次清创缝合者，则产后需书写病程记录，详细记录手术操作及用药信息，不使用简单表格，但入院病历可维持原表格化病历模板。

（7）如在分娩过程中发现较严重妊娠合并症者，如有妊娠期高血压或子痫前期，则更改入院病历为产科入院病历，并及时修正及补充诊断，产后详细书写病程记录，而非继续原表格化病历。

（8）如产后发生大出血时需输血治疗（＞1000mL），或产时发生会阴Ⅳ度裂伤，则产前不使用表格化病历，也不使用平产后表格，且产后需详细书写病程记录。在输血过程中需详细记录输血前、输血中及输血后的患者情况。对于会阴裂伤需详细记录伤口愈合及大便自解情况。

第六节　儿科病历

儿科病历因儿童生长发育有其特殊性，具体遵循以下要求。

一、入院记录

（一）一般情况

年龄部分：年龄满1周岁的，以岁为单位填写，具体到月；年龄不足1周岁的，按照实足年龄的月龄填写,以分数形式表示(分数的整数部分代表实足月龄,分数的分母部分为30,分子为不足1个月的天数)。

(二)个人史(对于儿科患儿均应详细记录)

(1)出生史:胎次、产次、足月否;生产情况;出生体重;有无难产史等。但对新生儿病历来说出生史尤为重要,具体到有无羊膜早破、出生时Apgar评分情况、胎盘及脐带情况、患儿母亲在妊娠期的健康情况、有无感染、用药及分娩用药情况等。

(2)喂养史:母乳或人工喂养(乳类、乳方内容);是否定时喂哺;有无溢乳、呕吐,其性质及时间;增加辅食的情况;何时断乳;现在的饮食情况,有无偏食、挑食。应重点询问2岁以内患儿。记录新生儿病历应具体到喂糖水的时间、开奶的时间、具体量及间隔时间等。

(3)发育史:何时头能竖直、会笑、独坐、站立及行走;出牙时间;何时会叫爸爸、妈妈及说单句;家庭及学校生活能否适应,学习成绩如何。应重点问明3岁以内患儿有无发育落后(迟缓)者。

(4)预防接种史:对于2岁以内儿童,应具体到接种何种疫苗。

(三)过去史

与成人病历类同。

(四)家族史

(1)父母年龄、职业及健康情况,是否近亲婚配;母亲的生育次数,有无流产、早产、多胎及新生儿溶血症,分娩史等。

(2)如有兄弟姐妹,按顺序问明各人的年龄及健康情况;如有死亡,则记明死因。各家庭成员有无肝炎、结核、变态反应性疾病或遗传性病史。

二、体格检查

检查中需注意下列各点。

(一)一般情况

一般情况包括意识、体温、呼吸、脉搏、血压、体重、身高。

(二)头 部

头围大小(尤其是2岁以内患儿),头颅有无畸形、颅骨软化,囟门的大小、是否关闭、平坦、凹陷或隆起,有无搏动。在口腔及咽部注意舌象、黏膜色泽、有无溃疡、假膜、麻疹黏膜斑及腮腺管口情况,牙齿数目,有无龋病,牙龈和扁桃体情况。

(三)胸 部

胸围大小(尤其是2岁以内患儿),胸廓有无畸形、肋骨串珠、哈里逊沟、肋间隙宽窄、膨隆或凹陷,有无三凹征及心前区膨隆。可利用幼儿啼哭时检查两肺触觉震颤及语音传导,婴儿的正常呼吸音响亮,类似成人支气管的呼吸音。心脏检查时注意心尖冲动的部位、范围、心率、心律、杂音性质、响度及传导方向。

(四)腹 部

有无蠕动波及肠型,脐部有无分泌物或脐疝,有无包块,肝、脾、肾及膀胱能否触及。

（五）神经系统

因儿童的神经系统处于发育阶段,应检查肌力、肌张力等在相应年龄段的反射情况。

儿科、新生儿入院记录参考格式见第二部分。

第七节 精神科病历

精神科住院病历在结构上与一般住院病历相同,鉴于精神疾病患者的特殊性,结合《中华人民共和国精神卫生法》的有关要求,精神科病历书写在遵循前述一般规范的同时,还应符合以下要求。

一、入院记录

（一）现病史

应注意记录患者的心理和躯体症状及其发展变化特点,描述伴随症状与主要症状之间的相互关系。除记录发病情况、主要症状特点及其发展变化情况、伴随症状、发病后诊疗经过及结果、睡眠和饮食等一般情况的变化以及与鉴别诊断有关的阳性或阴性资料等内容外,还应描述患者的社会功能、危险行为及同治躯体疾病。

（1）社会功能:描述患者发病后社会功能障碍情况(学习、工作、家务、社交等)。

（2）危险行为:记录患者发生消极、冲动、外跑、伤人、毁物等危险行为。

（3）同治躯体疾病:记录与本病虽无紧密关系,但仍需同时治疗的躯体疾病情况,可在现病史后另起一段予以记录。

（二）既往史

应关注患者的既往精神心理疾病史及治疗情况,对于使用药物治疗的患者应记录使用的药物及用法用量。

（三）个人史

应关注患者的宗教信仰情况,学习、工作、生活经历和表现,个性倾向、人际关系,家庭、职业环境,个人生活习惯和有无烟酒嗜好及药物成瘾等情况。

（四）家族史

应关注是否近亲婚配,与本病相关的遗传病史,两系三代是否有精神疾病患者。描述家族史阳性者的病情及诊治情况,并绘制家系图谱。

（五）专科检查

重点记录精神心理检查的评估情况。

（1）一般情况:描述意识状态和定向力、仪态、接触情况、个人生活情况等。

（2）认识活动:按感知觉、思维活动、注意、记忆、智能和自知力的顺序描述,表达准确完整;详细描述与诊断有关的精神症状出现的时间、性质、程度、相互关系;描述与鉴别诊断有关的专科阴性资料,如有无幻觉、妄想,有无暗示性、夸张动作等;描述自知力情况,详细分析判断依据,不能简单记录为有、无或不全。

（3）情感活动：全面描述情感特性，包括心境、情感反应、情感稳定性；分析情感活动与认识活动、意志行为活动之间的关系和三者的协调性；分析情感活动与周围环境的协调统一性及对患者精神状态的影响。

（4）意志行为活动：具体描述意志要求、本能活动、行为、动作的变化和异常表现；分析意志行为活动与认识活动、情感活动之间的关系和协调性。

（5）对话记录：以对话描述的方式记录精神检查中反映主要症状的重要内容；对于低于3年的专科执业医师须摘要记录对话内容。

（六）辅助检查

应记录相关心理测试、量表评估结果。

二、病程记录

首次病程记录参照一般规范书写，日常病程记录主要内容应包括以下内容。

（1）病情变化记录及分析：精神症状及伴随躯体症状的变化，新的症状，患者的主诉。

（2）治疗效果的观察、分析：记录对治疗效果和药物不良反应的观察，对重要检查结果进行的分析、判断。

（3）上级医师的医疗指示记录，各种诊疗操作记录，对重要医嘱（精神药物、抗生素等）的更改缘由。

（4）心理量表评定：评定与疾病相关的症状、疗效、药物不良反应及功能状态等心理量表。

（5）一般情况：饮食、睡眠、大小便、体重等一般情况。

（6）有关病史的补充资料，家属及有关人员的反映和要求等。

三、诊疗知情同意

2013年5月1日起正式施行的《中华人民共和国精神卫生法》，从保障患者权益的角度出发，从法律层面对精神疾病的诊断、治疗等做了明确规定。医疗机构及医务人员在对精神疾病患者实施诊断、治疗的过程中，除遵循《病历书写基本规范》相关要求外，还应注意精神障碍患者的权益保护，按要求落实诊疗知情同意制度。

（一）可以担任精神障碍患者监护人的有关规定

根据《民法通则》的有关规定，无民事行为能力或者限制民事行为能力的精神患者，由下列人员担任监护人。

（1）配偶。

（2）父母。

（3）成年子女。

（4）其他近亲属。

（5）关系密切的其他亲属、朋友愿意承担监护责任，经精神患者的所在单位或者住所地的居民委员会、村民委员会同意的。对担任监护人有争议的，由精神患者的所在单位或者住所地的居民委员会、村民委员会在近亲属中指定，对指定不服起诉的，由人民法院裁决。

（6）没有前述规定的监护人的,由精神患者的所在单位或者住所地的居民委员会、村民委员会或者民政部门担任监护人。

（二）病历书写中对诊疗知情同意的要求

（1）精神疾病患者办理住院手续时应由患者或代理人(即监护人)签署住院治疗知情同意书。患者或代理人拒绝签署的,除规定应当住院治疗的情形外,医疗机构不得收治。对于监护人对患者诊断有异议,拒绝住院治疗的,应向监护人告知要求进行再次诊断及鉴定的有关规定。

（2）非患者签名的应在"授权委托书"相应的选择项下完整填写代理人,包括授权委托(限患者具备相应能力的情形)、法定监护人等情形。

（3）患者入院时应将患者诊断、治疗方案和治疗方法、目的以及可能产生的后果及治疗过程中享有的权利告知患者或其代理人。

（4）原则上在实施保护性医疗措施,如约束、电疗(抽搐或无抽搐)、隔离等措施前应取得代理人知情同意。告知内容应符合规范(目的、并发症及风险、防范措施、可替代方案等)。无法事先取得知情同意的,应在实施后告知患者的代理人。

（5）医疗机构对精神障碍患者实施下列治疗措施时,应当向患者或者其监护人告知医疗风险、替代医疗方案等情况,并取得患者的书面同意;无法取得患者意见的,应当取得其监护人的书面同意,并经本医疗机构伦理委员会批准。

①导致人体器官丧失功能的外科手术。

②与精神障碍治疗有关的实验性临床医疗。

实施前述第一项治疗措施,因情况紧急查找不到监护人的,应当取得本医疗机构负责人和伦理委员会批准。

（6）在患者治疗过程中,医师应向患者或代理人如实告知病情、治疗措施、用药情况、实施约束、隔离措施、患者或家属的注意事项等内容。

（7）患者或代理人要求出院,医疗机构认为患者不宜出院的,应当告知不宜出院的理由,患者或其监护人仍要求出院的,应当在病历资料中详细记录告知的过程,同时提出出院后的医学建议,并由患者或代理人签名确认。

（8）对于按前述第(7)条情形住院治疗的患者,评估结果表明患者不需要继续住院治疗的,医疗机构应当立即通知患者及其代理人。

其余项目参照一般规范执行。

第四章

护理文书书写规范

护理工作是医疗卫生工作的重要组成部分,护理质量的高低直接影响着医疗质量的高低。护理文书不仅反映了对患者病情的观察记录过程,也体现了医疗机构的护理质量乃至管理水平。

在法律、法规不断完善,全民法制意识不断提高,科学技术不断发展的今天,规范护理文书书写,提高护士的护理文书的书写水平,对保护医患双方的合法权利,促进护理学科的发展有着十分重要的意义。

本规范依据《病历书写基本规范》(卫医政发〔2010〕11号)、《医疗机构病历管理规定》(国卫医发〔2013〕31号)、《电子病历应用管理规范(试行)》(国卫办医发〔2017〕8号)及国家有关法律、法规、规章制定。全省各级各类医疗机构中的护理人员,都应以实事求是、高度负责的态度,严格执行本规范,认真做好护理病历的书写工作。

第一节　总　则

一、基本概念

护理文书是护理人员在护理活动过程中形成的文字、符号、图表等资料的总和,是护理人员科学的思维方式和业务水平的具体体现,是病历的重要组成部分。护士应在整体护理实践中,运用护理程序,全面评估患者的生理、心理、社会文化等方面的状况,针对患者存在的健康问题,采取各种护理措施,实施治疗,以达到改善患者的健康状况、提高患者生命质量的目的,并在此过程中归纳、整理、记录有关资料,完成护理文书的书写。护士需要填写、书写的护理文书包括体温单、医嘱单和护理记录等。护理文书均可采用表格进行书写。

二、基本要求

■ 护理文书的书写应当客观、真实、准确、及时、完整、文字工整、字迹清晰、表述准确、语句通顺、标点符号使用正确。

■ 护理文书的书写应当使用蓝黑墨水、碳素墨水,需复写的护理文书可以使用蓝或黑色油水的圆珠笔。计算机打印的护理文书应当符合病历保存的要求。

■ 护理文书的书写应当使用中文和医学术语；无正式中文译名的症状、体征、疾病名称等可以使用外文；计量单位按《中华人民共和国法定计量单位》书写。

■ 护理文书由有执业资格并经注册的护理人员书写。实习期或试用期护理人员书写的护理文书，必须经过本科室具有执业资格并经注册的护理人员审阅并签名。具有执业资格并经注册的进修护士书写护理文书，要先经接收进修的医疗机构根据其胜任本专业工作的实际情况认定后，方能单独签名。

■ 护理文书书写过程中出现错字时，不得采用刮、粘、涂等方法掩盖或去除原来的字迹。修改时用同色笔在错误记录上画双横线，将正确的或补充的记录就近写在原错误或遗漏的记录旁，注明修改日期，修改人需签名，保持原记录清楚、可辨。上级护理人员有审查修改下级护理人员书写的护理文书的责任，上级护理人员修改下级护理人员的护理文书时，用红色笔在错误的记录上画双横线，将正确或补充的记录就近写在原错误或遗漏记录旁，注明修改日期，修改人需签名。

■ 因抢救急危重病患者，未能及时书写护理文书，须在抢救结束后6小时内据实补记，并加以注明。

■ 护理文书书写一律使用阿拉伯数字书写日期和时间，采用24小时制记录。

■ 护理文书纸张规格与医疗记录纸张规格相一致，页码用阿拉伯数字表示。

第二节　各类记录单的书写要求

一、体温单

体温单主要用于记录患者的生命体征及有关情况，内容包括患者姓名、年龄、性别、科别、床号、入院日期、病案号、日期、住院天数、手术后天数、脉搏、体温、呼吸、血压、出入量、大便次数、体重、页码等。

（一）记录要求

（1）体温单眉栏应有患者姓名、病房（科室）、床号、病案号等一般项目。

（2）体温单应有住院天数、周数的记录，以阿拉伯数字书写。体温单应设计一页为七天，记录格式为：入院第一天为"年–月–日"，每页第一天为"月–日"，其余六天只写日期；换年或月时写明年或月。页码即为住院周数。

（3）患者若在住院期间施行手术，在体温单上应有手术后天数记录。手术后天数以手术次日开始记录为术后第一天，用阿拉伯数字连续写至术后10日止。手术后10日内行第二次手术或第三次手术，则以分数形式表示，将前一次手术后天数作为分母，后一次手术后天数作为分子，记录至最后一次手术后10日止。若在第一次手术后10日外行第二次手术，则记作"1/2、2/2、3/2……"，以此类推。

（4）患者的体温、脉搏测量记录在表格中。表格横向代表时间，每小格为4小时。时间为"4-8-12-4-8-12"或"2-6-10-2-6-10"，日间时间用黑色表示，夜间时间用红色表示。每日以红线纵向隔开。表格纵向代表温度、脉率，每1℃(摄氏度)以横向粗线隔开。

（5）患者入院、转院、转科、出院、手术、分娩、介入、死亡等用红笔记录在体温单的40～42℃横线之间的相应时间栏，其中入院、分娩、死亡应记录具体时间到分钟，时间以24小时制中文竖写。

（6）所测体温、脉率/心率超过体温单设置范围，可在上下界描记后用同色笔标上"↑""↓"记号。

（7）一般情况下，体温、脉搏、呼吸测量次数互相对应。空项前后不相连。

（8）入量、出量、尿量、体重、大便次数、血压等记录在体温单相应栏内。

■入量：根据医嘱记录入量。应当将前一日24小时总入量记录在相应日期栏内，每24小时填写1次；单位：mL。

■出量：根据医嘱记录出量。应当将前一日24小时总出量记录在相应日期栏内，每24小时填写1次；单位：mL。

■尿量：根据医嘱记录尿量。应当将前一日24小时总出量记录在相应日期栏内，每24小时填写1次；单位：mL。

■体重：根据医嘱或病情需要记录，入院当天及每周至少应有一次记录，不能测体重时，注明原因，如"卧床"等。单位：kg。入院首日有身高记录(小儿按医嘱执行)。

■大便：一般情况下每天记录大便次数一次，以阿拉伯数字填写在相应时间栏内。灌肠后排便次数以"E"分之几表示。如"1/E"表示灌肠1次后排便1次；"0/E"表示灌肠1次后无大便；"1²/E"表示灌肠前有1次大便，灌肠后又有2次大便。大便失禁用"※"符号表示。"人工肛门"用文字"造口"表示，一周记录一次。

■血压：新入院患者当日应当测量并记录血压，根据患者病情及医嘱测量并记录，如为下肢血压应当标注。记录方式：收缩压/舒张压(130/80mmHg)。单位：mmHg。

（9）空格栏：可作为需观察增加内容和项目，如记录管路情况等，可在相应空格栏中予以体现。

（二）体温的描记要求

用蓝(黑)笔描绘体温。口温以蓝(黑)"点"(●)表示，腋温以蓝(黑)"叉"(×)表示，肛温以蓝(黑)"圆内点"(⊙)表示，有新的测量方法如耳温等由医院自行统一标识描绘。

每一纵小格为0.2℃。相邻两次体温之间用蓝(黑)线相连，若两次均在粗黑线上，可不画线连接。

采用降温措施30分钟后测得的体温，以"红圆"(○)表示，并以红虚线与降温前的温度在同一纵格内相连。如对于降温处理后所测体温不变者，则在原体温点外以红圆表示。下一次再测的体温与降温前的体温相连。

体温不升时，可将"不升"二字写在35℃线以下。

体温测量频次：根据患者的具体情况及病情而定。对于一般患者，每日测(记录)体温一次；对于新患者，每日2次，连测(记录)2天；对于体温不在正常范围的患者，应增加测量(记录)次数。对于37.5℃及以上和术后3天内的患者，测(记录)体温每日3次；对于38℃及以上的患者,每日4次;对于39℃及以上的患者,每日6次,体温正常后连续测(记录)2天,每日2次。对于小儿,每日测(记录)体温2次;对于38℃及以上的小儿,每日6次。精神病院、精神科患者由医院自定。

测量体温时遇患者外出:当患者24小时内返回病房时,护士应予以补测、描记;当患者外出24小时内未返回时,应在体温单相应的测温时段做空项处理,并在护理记录单上如实记录。

（三）脉率/心率的描记要求

脉率用"红点"(●)表示,心率用"红圈"(○)表示,房颤患者只描记心率。

每小格为4次,相邻脉率/心率以红线相连。

体温与脉率/心率重叠,脉率/心率在体温外画"红圈"(○)。

（四）呼吸的描记要求

呼吸次数应以阿拉伯数字表述每分钟呼吸次数,填写在相应时间栏内,用蓝黑墨水或碳素墨水笔书写。如每日记录呼吸2次以上,应当在相应的栏目内上下交错记录。

二、医嘱单

医嘱单是医师直接开写医嘱所用,也是护士执行医嘱的依据,分为长期医嘱单和临时医嘱单。

（一）种 类

1. 长期医嘱

长期医嘱的有效期大于24小时。长期医嘱包括要求护士定期执行的医嘱,也包括需要时执行的长期备用医嘱(P.R.N)。

2. 临时医嘱

临时医嘱包括一般临时医嘱(ONCE医嘱)和紧急临时医嘱(ST医嘱),有效期在24小时之内、只执行一次,并且应在短时内执行。

（1）ONCE医嘱要求在医嘱开出后24小时内执行并签名,特殊情况可以注明具体执行时间,有执行时间要求的ONCE医嘱要求在医嘱开立后规定时间内执行并签名。

（2）ST医嘱要求在医嘱开立后30分钟内执行并签名,仅适用于术中紧急用药、抢救、镇静、镇痛等。

（二）记录内容

（1）医嘱单应有患者的姓名、病房(科室)、床号、病案号等一般项目。

（2）长期医嘱单应有医嘱起始日期及时间、医嘱内容、停止日期及时间、开立医嘱医师签名、执行时间和执行医师或护士签名。

（3）临时医嘱单应有医嘱开具时间、医嘱内容、医嘱开立医师签名、执行时间和执行医师或护士签名。

（三）医嘱执行及记录要求

■医嘱内容及起始、停止时间应由医师直接书写在医嘱单上,经医师签名后方可执行。

■ 一般情况下,护士不执行医师下达的口头医嘱。因抢救急危重患者需要下达口头医嘱时,护士应当复述一遍,医师确认无误后再执行。抢救结束,执行护士在医师补开医嘱后注明执行时间并签名。

■ 长期医嘱单上的执行时间、签名分别为首次接到该医嘱指令并着手处理的时间和护士签名。

■ 临时医嘱单上的执行时间、签名分别为实际执行该医嘱的时间、执行医师或护士签名。

■ 护士执行长期备用医嘱(P.R.N)后,由执行护士记录在临时医嘱单上,注明执行时间并签名。

■ 各医院根据实际情况,将医嘱具体执行情况予以记录并另行保存,保存时间根据各医院的具体情况自行规定。记录内容包括姓名、床号等一般项目和医嘱内容、执行时间、执行者签名。

■ 药物过敏反应皮试结果由护士直接记录在临时医嘱单上,应实行双签名制(无其他护士时可由在岗医师签名)。若为阳性结果,则用红笔表示"＋"。

■ 若医师重整医嘱,重整部分的长期医嘱不必在医嘱单上注明执行时间和执行护士签名。

三、护理记录单

护理记录是指在患者入院至出院期间,护士按照护理程序及遵照医嘱,对患者实施整体护理过程的客观、真实、动态的记录。

(一) 基本内容

护理记录单应有患者的姓名、病房(科室)、病案号、床号、页码、记录日期和时间等一般项目。时间记录首次及遇新年时应有年、月、日、时间,以后记录月、日、时间,书写形式为"年-月-日-时间"。

(二) 主要内容

主要内容应反映患者的客观病情变化、实施的护理措施和护理效果。

■ 患者的客观病情变化包括患者主诉、护士观察和测量到的患者身心整体情况、患者及家属的要求、其他重要检测数据等。护理记录还应根据医嘱或病情记录出入量、体温、脉搏、呼吸、血压等,记录时间应当具体到分。

■ 护理措施包括护士根据患者病情变化及医嘱对患者实施的护理干预和健康教育的主要内容等。

■ 护理效果为护士采取护理措施和执行医嘱后患者的身心整体反应,包括患者的主观表述和护士观察到的客观变化。

■ 护理记录的频次:根据医嘱和病情决定记录频率。随时记录病情变化,在班内完成。

(三) 护理记录单的种类与记录要求

护理记录单是指对住院期间患者的护理记录,并根据医嘱和患者的病情决定记录频次。

护理记录单需要实时记录,班内完成。如因抢救患者而未及时记录,应在抢救结束6小时内据实补记。护理记录单包括入院护理记录、病情护理记录、手术护理记录、转科护理记录、危重患者转运记录、出院护理记录、死亡记录要求、产科护理记录、输血记录要求等。

1. 入院护理记录单

入院护理记录单是用于收集、评估新入院患者有关情况的记录单,应较全面地反映患者的健康状况、生活习惯、情绪反应、家庭情况、文化背景、宗教信仰、过敏史等内容;其中新生儿入院护理记录单和儿科入院护理记录单还应包括囟门、肌张力、活动能力、营养状况等。要求评估正确,符合患者病情,记录无缺项。入病房后8小时(班)内完成,ICU即刻完成。

2. 病情护理记录单

病情护理记录应根据患者生理、心理、社会等特点,全面评估患者病情;记录内容体现专科特点、结果符合患者病情,有个性化、专业化、连续性的护理措施;评估患者及家属的需求及接受能力,健康教育内容具有针对性、有效评价并有记录。

(1)手术护理记录。

手术护理记录是指巡回护士对手术患者术中护理情况及所用器械、敷料的记录,应当在手术结束后即时完成。包括手术安全核查表、手术护理记录单、手术清点记录单等。植入患者体内的医疗器具若由手术室提供,其标识经核对后粘贴于手术护理记录单的背面;若由手术医师提供,其标识由手术医师处理。

■ 手术安全核查表:手术室洗手护士和巡回护士在麻醉实施前、手术开始前和患者离开手术室前进行核查及记录,要写明核查日期、开始时间(具体到分钟)。

■ 手术护理记录单:包括患者姓名、性别、年龄、病房(科室)、病案号等一般项目和手术日期、术前诊断、拟手术名称、入手术室时间、手术护理情况、巡回护士和器械(洗手)护士签名等。

■ 手术清点记录单:巡回护士和器械(洗手)护士应严格检查核对手术中用的无菌包,确认合格后,将所使用的各种器械和敷料进行清点核对并记录。

(2)转科护理记录。

■ 转入记录:记录转出科室名称、患者的病情、转出科室带入的用药及其他交接的情况等。

■ 转出记录:记录将要转入的科室名称、转运工具、患者病情、正在进行的治疗和实施的主要护理措施等。

(3)危重患者转运记录。

记录危重患者转运期间的病情变化及处理措施。

(4)出院护理记录。

出院当日记录患者当前的身心健康状况及主要健康指导,包括需继续进行的治疗、用药、活动、饮食、康复锻炼、复查(随访)等内容。

(5)死亡记录。

记录抢救经过,死亡时间具体到分钟。

（6）产科护理记录。

产科护理记录包括产前记录、分娩记录、新生儿出生记录、产后2小时母亲观察记录、产后2小时新生儿观察记录、产后护理记录、母婴同室新生儿护理记录。

■ 产前记录：记录产妇生命体征及产科专科情况如胎动、胎心、宫缩情况、宫颈宫口扩张情况、胎先露、特殊用药记录（包含催产素、安定、硫酸镁等）等。记录频次按产前护理常规、产时护理常规、医嘱、产程进展、催产素引产常规等要求记录，有异常情况、特殊治疗或处理的需及时记录。

■ 分娩记录：记录各产程的临床经过，包括正规宫缩开始时间、宫口开全时间、胎盘娩出时间，并计算出各产程的时间；破膜开始时间，破膜方式、后羊水性状及量；分娩体位、娩出胎位、分娩方式；胎盘娩出方式、胎盘重量、胎盘大小、有无钙化点、胎盘是否完整，评估胎膜颜色及是否完整；脐带的长度及有无绕颈绕体；新生儿性别、体重、出生情况、Apgar评分、新生儿处理及抢救情况、新生儿去向；麻醉/手术方式、会阴情况、生命体征、产时出血量、子宫收缩情况、产后诊断、产时处理情况；记录操作前、操作中、操作后纱布增减及清点情况，双人核对并签名。

■ 新生儿出生记录：记录包括母亲年龄、职业、地址、胎次、产次、产前诊断、产时母亲用药、术前四项、Rh血型及胎儿宫内情况；新生儿周龄、胎位、分娩方式、出生时间、性别、出生体重、身长、破膜持续时间、羊水性状及量；产时新生儿抢救措施：保暖及摆正体位、吸羊水、呼吸支持、胸外按压等；脐带局部情况；第二产程和总产程时间（阴道分娩者需记录）；新生儿畸形/异常情况及新生儿去向；新生儿Apgar评分（出生后1分钟、5分钟、10分钟）包括心跳数分钟、呼吸情况、肌张力、弹足底或鼻导管反应、皮肤颜色；母亲糖尿病者及病情需要者记录葡萄糖测定及处理情况（剖宫产分娩者）；接生者、填表者、转运者均需签名。

■ 产后2小时母亲观察记录：记录产后2小时母亲生命体征、宫底情况、子宫质地、阴道出血量及颜色、膀胱充盈度、会阴渗血/水肿情况、有无便意感等情况。分别于分娩后15分、30分、60分、90分及120分钟记录一次，有特殊情况随时记录。

■ 产后2小时新生儿观察记录：产后2小时内记录新生儿早吸吮、肤色、呼吸、肌张力、呕吐、脐部、大小便等，母亲糖尿病者及病情需要者（阴道分娩者）记录血糖，分别于分娩后15分、30分、60分、90分及120分钟记录一次，有特殊情况随时记录。

■ 产后护理记录：记录分娩后或剖宫产后返回病室时间、麻醉方式及术式、麻醉清醒状态、生命体征及专科情况，宫底高度、恶露/阴道出血情况、会阴情况、乳头、乳汁、乳房肿胀情况、排尿等。记录频次要求产后转入时记录、产后24小时内每班记录、剖宫产24小时内按术后护理常规记录，之后按级别护理要求记录，出院前记录。有异常情况随时记录。

■ 母婴同室新生儿护理记录：记录新生儿首次入室需进行全面评估并记录，包括外观检查（颈部、胸部、腹部、四肢、肛门、头血肿、产瘤等）；日常评估记录新生儿一般情况如肤色、呼吸、哭声、有无呕吐、大便情况及颜色、小便情况、脐部情况、喂养情况、皮肤黏膜情况等。记录频次要求新生儿出生48小时内至少每班评估记录一次，48小时后每天评估，有病情变化随时记录。

(7) 输血记录。

输血前评估记录患者体温、脉搏、呼吸、血压;输血开始时评估记录输注血制品名称、输血量、输血开始时间、输血速度,输血前用药情况;输血开始后15分钟评估记录患者体温、脉搏、呼吸、血压,输血速度、穿刺部位有无异常,患者有无不适、皮疹、寒战、发热等输血不良反应发生;每一袋血输完15分钟内评估记录患者体温、血压、脉搏、呼吸、输血结束时间、穿刺部位有无异常、患者有无不适、皮疹、寒战、发热等输血不良反应发生。如发生输血不良反应,记录发生的时间、不良反应的症状体征、处理及结果。

四、电子病历管理

护理电子病历管理应符合《电子病历应用管理规范(试行)》,记录内容应遵循护理文书书写规范,电子病历符号表达及归档方式,可由各医院自行规定。

(一) 电子病历护理记录的修正权限

每班的责任护士需对书写的电子护理记录进行核查,发现有遗漏或输入错误等,24小时内自行更正。

上级护士有权限对下级护士的电子护理文书进行核查并签名;超过24小时的护理记录需要修改时请上报护士长或科室负责人,经护士长或科室负责人核查后方可进行更正;归档病历的护理记录需要修改时,须上报医院相关部门经批准方能进行更正。

(二) 电子病历系统出现故障时的处理流程

一旦电子病历系统出现故障,护士必须在纸质护理记录单上记录,如果班内电子病历系统故障修复,则由当班护士将纸质记录单上的内容补记到电子护理记录单上,纸质记录单无须保留;如果班内电子病历系统故障未修复,则等修复时由其他护士代为补记,并保留纸质记录单在病历内。

第五章

中医病历书写规范

第一节 概 述

《浙江省中医病历书写基本规范》依据原国家卫生计生委、国家中医药管理局及本省的病历书写规范制定。采用中西医融合的格式,在西医病历的基础上,加上中医所要求的各项内容,中医病历着重体现中医审症求因、辨证论治的临证思想。

中医病历是指医务人员通过望、闻、问、切及查体、辅助检查、诊断、治疗、护理等医疗活动获得有关资料,并进行归纳、分析、整理形成医疗活动行为的记录。

中医优势病种应突出中医诊疗特色,按中医病历要求书写中医病历。

病历书写应规范使用医学术语,中医术语的使用依照相关标准、规范执行。要求文字工整,字迹清晰,表述准确,语句通顺,标点正确。

病历书写中涉及的诊断,包括中医诊断和西医诊断,其中中医诊断包括疾病诊断与证候诊断。

中医治疗应当遵循辨证论治的原则。

第二节 入院记录

一、概念和分类

入院记录是指患者入院后,由经治医师通过望、闻、问、切及查体、辅助检查获得有关资料,并对这些资料归纳分析书写而成的记录。可分为入院记录、再次或多次入院记录、24小时内入出院记录、24小时内入院死亡记录。

二、基本内容

入院记录是住院病历的主要部分,内容包括患者的一般情况(姓名、性别、出生日期或年龄、民族、婚姻状况、出生地、职业、发病节气、入院时间、记录时间、病史陈述者),主诉,现病史,既往史,个人史,婚育史,女性患者的月经史,家族史,体格检查,专科情况,辅助检查,初步诊断,书写入院记录的医师签名等。不具有执业医师资格的医师书写的入院记录应由执业医师审核、签名。入院记录要求在患者入院后24小时内完成。

对急、危重患者,入院记录来不及书写时,要求即刻书写首次病程记录,待抢救后情况许可时再及时书写入院记录。

三、各项的书写要求

(一)主　诉

主诉指对促使患者就诊的主要症状(或体征)及持续时间的记录。记录应简明扼要,一般不超过20个字,原则上不能用诊断或检查结果来代替主诉;若有几个主要症状,须按发生的先后顺序排列。

(二)现病史

现病史指对患者本次疾病的发生、演变及治疗等方面详细情况的记录,应当按时间顺序排列。现病史内容包括下列几方面。

(1) 发病情况:发病时间、地点、起病缓急、前驱症状、可能的病因及诱因等。

(2) 主要的症状特点及其演变情况:结合十问要求准确、具体地描述每一个症状的发生、发展及其变化。如有疼痛,应询问疼痛发生的时间、部位、性质、程度,有无放射痛,与饮食有无关系,阵发性还是持续性;如有慢性病,应有前后比较。按发生的先后顺序描述记录。

(3) 伴随症状:发生的时间、演变情况及与主要症状之间的相互关系。

(4) 发病后的诊治经过:发病后至入院前的诊治情况,包括外院的诊断结论、检查结果、用药等治疗情况以及疗效和反应等。对患者提供的药名、诊断和手术名称需加引号以示区别。

(5) 与鉴别诊断有关的阳性或阴性资料等。

(6) 一般情况:结合十问简要记录患者发病后的寒热、饮食、睡眠、情志、二便、体重等情况。

(7) 与本次疾病虽无密切关系,但在住院期间仍需给予治疗的其他疾病等情况,应在现病史后另外分段予以记录。应具体记录主要病情,如血压、血糖和治疗用药等。

(三)既往史

既往史指患者过去的健康和疾病情况。

(1) 一般的健康状况、疾病史。

(2) 传染病史。

(3) 预防接种史:种类和最近一次接种日期。

(4) 手术、外伤、中毒和输血史。

(5) 过敏史:对于有过敏史者(尤其是药物过敏者),应写明致敏原(药名)、发生时间和症状。

(6) 对长期应用的药物和可能成瘾的药物,应当注明药名和使用情况。

(7) 系统回顾:在病史采集过程中,系统回顾可参照以下要求进行(在现病史或既往病史中,应记录各系统中重要的阳性症状或有鉴别意义的阴性表现)。

①头颅五官:有无视力障碍、耳聋、耳鸣、眩晕、鼻出血、牙痛、牙龈出血、咽喉痛、声音嘶哑等。

②呼吸系统:有无咳嗽、咳痰、咯血、胸痛、呼吸困难等。

③循环系统:有无心悸、气短、发绀、心前区痛、端坐呼吸、晕厥、下肢水肿及血压增高等。

④消化系统:有无食欲减退、恶心、呕吐、呕血、吞咽困难、腹痛、腹胀、腹泻及便血、便秘,有无黄疸、皮肤瘙痒等。

⑤泌尿生殖系统:有无尿急、尿频、尿痛、血尿、脓尿、乳糜尿,有无夜尿增多、颜面水肿等。

⑥造血系统:有无苍白、乏力、头昏眼花、皮肤出血点、瘀斑、淋巴结肿大、肝脾大,有无鼻出血、齿龈出血等。

⑦内分泌系统及代谢:有无发育畸形、巨人或矮小、性功能改变、第二性征变化及性格的改变,有无闭经、泌乳、肥胖等,有无营养障碍、多饮、多食、多尿、视野缺损等,有无皮肤色素沉着、毛发分布异常等。

⑧肌肉及骨关节系统:有无关节红、肿、热、痛和活动障碍,有无关节、脊柱畸形,有无运动障碍、肌肉萎缩、肢体无力等。

⑨神经系统:有无头痛、记忆力减退、语言障碍、感觉异常、瘫痪、抽搐与惊厥等。

⑩精神状态:有无幻觉、妄想、定向力障碍、情绪异常等。

(四)个人史

(1)出生地、生长史、居住较长的地区和时间。

(2)有无疫区居留史(包括疫水或其他疫源接触史)。

(3)烟酒嗜好史(对于烟酒嗜好者,应记录其具体情况)及不洁性交史。

(4)工作性质及有无毒物接触史。

(5)婚姻家庭关系是否和睦。

(6)对于儿科病历须记录出生史、喂养史、预防接种史和生长发育史等。

(五)婚姻、生育及月经史

(1)婚姻史:是否结婚,结婚年龄,配偶健康状况,有无子女及子女的健康情况等。

(2)生育史:生育情况的记录方式为足月产次数—早产次数—流产次数—现存子女数。

(3)月经史:记录方法如下。

$$初潮日期 \frac{经期（天）}{月经周期（天）} \quad 末次月经时间(或绝经年龄)$$

此外,还应询问月经量、性质、有无痛经和白带情况。

(六)家族史

(1)家族中有无类似疾病的患者。

(2)直系亲属的健康状况:有无传染性疾病、遗传性疾病或具有遗传倾向的疾病(如高血压、血液病、哮喘、痛风、糖尿病、肿瘤、癫痫、肥胖、先天发育异常及精神病等)。如有死亡,应当记录已故直系亲属的死亡原因。

（七）体格检查

体格检查应当取得患者合作,基本方法是望、触(切)、叩、听四诊,再按照系统顺序进行检查记录。内容包括体温、脉搏、呼吸、血压,一般情况,皮肤,黏膜,相关区域浅表淋巴结,头部及其器官,颈部,胸部(胸廓、肺部、心脏),腹部及内脏,直肠、肛门、外生殖器(必要时检查),脊柱,四肢,神经系统,舌脉象等。可以列表记录。

如表中未涉及的检查内容或需要详细叙述的部分,主要是与疾病相关的阳性体征、有鉴别意义的阴性体征,可在专科情况中记录。

体格检查的各项内容,具体要求如下。

望、闻、切诊:神色(精神、意识、表情、面色),形态(体型、体位、姿势、步态),语声(声音、语言),气息(气味、呼吸),舌象(舌形、舌质、舌苔、舌下脉络),脉象(脉位、脉数、脉形、脉势)等。

意识(清晰、嗜睡、昏睡、谵妄);脉搏(P,次/分),呼吸(R,次/分),血压(BP,mmHg),体温(T,℃),体重(kg),身高(cm),体位和姿势(自动、被动、强迫);面容与表情(安静、焦虑、痛苦、恐惧、忧虑等,急慢性或特殊病容);步态(正常、醉酒、蹒跚等);语言情况(清晰、失音、失语和口吃等);对检查是否合作,回答是否切题等。

（八）专科检查

应当根据专科需要记录专科的特殊情况。

（九）辅助检查

辅助检查指入院前所做的与本次疾病相关的主要检查及其结果。对此应当写明检查日期;如是在其他医疗机构所做的检查,还应当注明该机构名称。

（十）初步诊断

初步诊断指经治医师根据患者入院时的情况,在综合分析后所做出的诊断。如初步诊断有多项时,应当主次分明。初步诊断书写于病历页面的左侧。

疾病诊断的填写要求如下。

（1）本科疾病放在前,其他科疾病放在后。

（2）主要疾病放在前,次要疾病放在后。

（3）原发疾病放在前,并发(继发)疾病放在后。

（4）急性疾病放在前,慢性疾病放在后。

（5）损伤中毒性疾病放在前,非此类疾病放在后。

（6）传染性疾病放在前,非传染性疾病放在后。

（7）后遗症放在前,原手术或疾病放在后。

（8）危及患者生命的疾病放在前,不严重的疾病放在后。

（9）医疗费用或精力花费多的、诊疗时间长的放在前,少的、短的放在后。

（十一）修正诊断

修正诊断指经治医师经对患者入院后进行一段时间的诊治、观察、鉴别,在进一步获得有关病因、病理、辅助检查等其他资料后,再经综合分析所做出的诊断。将修正诊断写在初步诊断的右侧,应当有医师签名并注明记录的日期,并在病程条中记录、分析修正诊断的理由。

四、其他专科入院记录

儿科、产科、精神科入院记录格式和内容见儿科、产科、精神科病历书写规范,并以此入院记录为样式书写相应的中医内容。

五、再次或多次入院记录

再次或多次入院记录指患者因同一种疾病再次或多次入住同一医疗机构时医师书写的记录。书写规范及内容基本同入院记录,但应注明本次为第n次住院(在入院记录前加上第n次,无须单独编制)。书写特点和要求如下。

(1)主诉是记录患者本次入院的主要症状(或体征)及持续时间。

(2)现病史中要求首先对本次住院前历次的住院诊疗经过进行小结,然后再书写本次入院的现病史。

(3)对于既往史、个人史、婚姻史、月经及生育史、家族史等,如无新的内容补充,可注明参阅前次病历。体格检查的要求同入院记录。

(4)再次或多次入院记录应当于患者入院后24小时内完成。

第三节 病程记录

一、首次病程记录

首次病程记录是指患者入院后由经治医师或值班医师书写的第一次病程记录,应在患者入院后8小时内完成。首次病程记录的内容包括病例特点、中医辨病辨证依据及鉴别诊断、西医诊断依据、西医鉴别诊断、初步诊断和诊疗计划等。

(一)病例特点

应对病史、四诊情况、体检和已有的辅助检查(化验、影像学、内镜、病理等)进行全面分析、归纳、提炼,写出病例特点。不可拷贝现病史的内容。

(二)根据分析而做出初步诊断

列出中医辨病辨证依据与西医诊断依据,病史、体检、各种辅检必须具体,不可写"同上",并根据需要特别是对于疑难疾病或诊断不明者,提出必要的鉴别诊断。

(三)诊疗计划

提出具体的进一步检查项目,并做治疗措施安排,应包括中医治疗措施及中医调护。应体现对患者诊治的整体思路,不可用套话。应针对主要疾病,内容具体。

二、日常病程记录

日常病程记录是指对患者住院期间诊疗过程进行经常性、连续性记录。书写日常病程记录时,应首先标明记录时间,再另起一行记录具体内容。对病危患者应当根据病情变化随时书写病程记录,至少每天一次,记录时间应当具体到分钟;对病重患者,至少2天记录一次病程记录;对病情稳定的患者,至少3天记录一次病程记录。出院前应有上级医师同意出院的记录。手术医师在术前和术后应有查房记录。

记录内容主要包括以下方面。

(1)病情的变化:主要症状和体征的变化,新的症状和体征,患者的反映(主诉),对治疗效果和反应的观察,对重要检查的指征和结果进行的分析。

(2)诊疗操作等情况,重要医嘱(尤其是抗生素)更改理由。

(3)有关病史的补充资料。

(4)家属及有关人员的反映和要求等。

(5)各级医师的查房内容。

(6)日常病程记录应反映四诊情况与治法、方药及其变化依据等。对于中药饮片治疗,应记录舌脉象、辨证、治则、方药;对于中成药,应辨病或辨证使用;对于针灸、推拿及其他中医疗法,应记录辨证、穴位、手法、治法等。(对于非药物的中医疗法如熏洗、外敷、耳穴压豆等,写明治则即可。)

三、上级医师查房记录

上级医师查房记录是指上级医师查房时对患者的病情、诊断、鉴别诊断、当前治疗措施和疗效的分析及下一步诊疗意见等的记录,必须详细、具体,能反映上级医师的水平。上级医师包括主治医师、副主任医师、主任医师,上级医师有权修改与纠正下一级医师记录的内容。

主治医师首次查房记录应当于患者入院48小时内完成,不可缺。内容包括查房医师的姓名、专业技术职务,补充的病史和体征、理法方药分析、诊断依据与鉴别诊断的分析及诊疗计划等。主治医师日常查房记录间隔时间视病情和诊疗情况确定,内容包括查房医师的姓名、专业技术职务、对病情的分析和诊疗意见等。每周应有三次查房。行手术治疗时,术前术后各有一次主治(主刀)医师查房记录。

主任医师或具有副主任医师以上专业技术职务任职资格的医师的查房记录内容应包括查房医师的姓名、专业技术职务,对病情及理法方药的分析和诊疗意见等。不能与主治医师查房或首次病程记录雷同。每周至少两次。外科手术前必须有一次主任医师或副主任医师查房记录(一类手术或小手术可免)。

四、诊疗知情同意记录

诊疗知情同意记录主要是指非手术患者自入院当天后的72小时内,经管医师必须与患者进行一次有关病情、诊疗措施的告知同意谈话,以书面形式在病程记录中所做的记录。记录内容包括患者入院后的主要病情,重要的体格检查结果,辅助检查结果、诊断,已采取的医疗措施,进一步的诊疗措施,医疗风险,并发症及预后,患者本人或家属应注意的事项,医师签名,患者签名,谈话时间等。

在实际工作中发生下列情况(如医师对患者的诊断、治疗方案有修改,患者的病情发生突然变化,特殊用药,严重的药物毒副反应)时,应根据医疗需要再进行知情同意谈话并记录。

另外,对于病危(重)患者,应及时发病危(重)通知书,并由经治医师或值班医师向患者家属告知病情,由患方签名。内容包括患者的姓名、性别、年龄、科别、目前诊断,医师签名,患方签名和填写日期。一式两份,一份由患方保存,另一份归入病历中存档。

五、疑难病例讨论记录

对诊断不明(入院5日以上)和病危(重)的病例应及时组织讨论。

疑难、危重病例讨论是指针对诊断不明或病情危重的病例为尽早明确诊断或完善诊疗方案进行讨论。疑难、危重病例讨论的范围,包括但不限于出现以下情形的患者:没有明确诊断或诊疗方案难以确定、疾病在现有明确疗效的周期内未能达到预期疗效、非计划再次住院和非计划再次手术、出现可能危及生命或造成器官功能严重损害的并发症、病情危重等。疑难、危重病例应由科室或医疗管理部门组织开展讨论。讨论原则上应由科主任主持,全科人员参加,必要时邀请相关科室人员或机构外人员参加,参加病例讨论成员中应当至少有2人具有主治及以上专业技术职务任职资格。内容包括讨论日期、主持人及参加人员的姓名、专业技术职务、讨论意见,实施中医治疗的应记录中医辨证施治内容,最后必须有主持人的小结意见等。

六、抢救记录

抢救记录是指对病危(重)者采取抢救措施时做的记录。内容包括病情变化情况、抢救时间及措施、参加抢救的医务人员的姓名及专业技术职称等。实施中医治疗的,应记录中医四诊、辨证施治情况等(需要记录中医参与者)。记录抢救时间应当具体到分钟,措施应与医嘱一致。

七、术前小结

术前小结是指在患者手术前,由经治医师对患者病情所做的总结。内容包括简要病情、术前诊断、手术指征、拟施手术名称和方式、拟施麻醉方式、注意事项等。其内容可与手术知情同意书合并。

八、术前讨论记录

根据国家卫生健康委员会的《医疗质量安全核心制度要点》,术前讨论是指以降低手术风险、保障手术安全为目的,在患者手术实施前,医师必须对拟实施手术的手术指征、手术方式、预期效果、手术风险和处置预案等进行讨论。除以紧急抢救生命为目的的急诊手术外,所有患者的手术必须实施术前讨论,术者必须参加。住院患者术前讨论的范围包括手术组讨论、医师团队讨论、病区内讨论和全科讨论。术前讨论参加人员的范围由各科室根据本科室手术分级目录、科室人员(医疗团队)配置、技术水平、既往手术效果等情况确定并交医疗管理部门审批。其中,新开展手术、高龄患者手术、高风险手术、损毁性手术、非计划二次手术,可能存在或已存在医患争议或纠纷的手术、患者伴有重要脏器功能衰竭的手术,应当纳入全科讨论的范围。涉及多学科或存在可能影响手术合并症的,应当邀请相关科室参与讨论,或事先完成相关学科的会诊。全科讨论应当由科主任或其授权的副主任主持,必要时可邀请医疗管理部门参与讨论。

术前讨论内容包括但不限于术前准备情况,术前病情及承受能力评估(包括但不限于生理、心理和家庭、社会因素),临床诊断和诊断依据,手术指征,手术方案,拟行术式及替代治疗方案,术中和术后的注意事项,可能出现的意外及防范措施,是否需要分次完成手术,围手术期护理的具体要求,麻醉方式与风险,参加讨论者的姓名、专业技术职务,讨论日期,记录者的签名等。

术前讨论完成后,方可开具手术医嘱,签署手术知情同意书。术前讨论的结论应当记入病历。术前讨论的结论包括临床诊断、手术指征、拟行术式、麻醉方式、术中与术后可能出现的风险及应对措施;特殊的术前准备内容;术中与术后应当充分注意的事项等。

九、手术知情同意书

手术知情同意书是指手术前,经治医师向患者告知拟施手术的相关情况,并由患者签署同意手术的医学文书。内容包括术前诊断、手术指征、手术名称、手术方式、术中或术后可能出现的并发症、手术风险、术前准备、防范措施,医师签名,患者签名等。

十、麻醉记录

麻醉记录是指麻醉医师在麻醉实施中书写的麻醉经过及处理措施的记录。麻醉记录应当另页书写,内容包括患者的一般情况、麻醉前用药、术前诊断、术中诊断、麻醉方式、麻醉期间的用药及处理、手术起止时间、麻醉医师签名等。

十一、手术记录

手术记录是指手术者书写的反映手术的一般情况、手术经过、术中发现及处理等情况的特殊记录,应当在术后24小时内完成。在特殊情况下由第一助手书写时,应由手术者(主刀医师)签名。手术记录应当另页书写,内容包括一般项目(患者的姓名、性别、科别、病房、床位号、病案号或病案号),手术日期,术前诊断,术中诊断,手术名称,手术者及助手的姓名,麻醉方法,手术经过,术中出现的情况及处理等。

十二、术后首次病程记录(含术后首次知情告知谈话)

术后首次病程记录是指参加手术的医师在患者术后即时完成的病程记录。内容包括手术时间、术中所见(病灶描述)、术中诊断、麻醉方式、手术方式、手术简要经过、患者回病房时的一般情况、术后处理措施、术后应当特别注意观察的事项,患方签名,医师签名等。

十三、特殊检查、特殊治疗同意书

特殊检查、特殊治疗同意书是指在实施特殊检查、特殊治疗前,经治医师向患者告知特殊检查、特殊治疗的相关情况,并由患者签署同意检查、治疗的医学文书。内容包括特殊检查及特殊治疗项目的名称、目的,可能出现的并发症及风险,防范措施及注意事项,患者签名,医师签名等。

特殊检查、特殊治疗是指具有下列情形之一的诊断、治疗活动。

(1)有一定的危险性,可能产生不良后果的检查和治疗。

(2)由于患者体质特殊或者病情危笃,可能对患者产生不良后果的危险的检查和治疗。

(3)临床试验性检查和治疗。

(4)可能对患者造成较大的经济负担的检查和治疗。

输血是临床特殊治疗之一,输血前须按相关法规签署输血治疗知情同意书。

十四、交(接)班记录

交(接)班记录是指因患者的经治医师发生变更,由交班医师和接班医师分别对患者的病情及诊疗情况进行简要总结的记录。交班记录应当在交班前由交班医师书写完成,接班记录应当由接班医师于接班后24小时内完成。交(接)班记录的内容包括入院日期,交班或接班日期,患者的姓名、性别、年龄、主诉,入院情况,入院诊断,诊疗经过,目前情况,目前诊断,交班注意事项或接班诊疗计划,医师签名等。

十五、转科记录

转科记录是指患者在住院期间需要转科时,经转入科室的医师会诊并同意接收后,由转出科室和转入科室的医师分别书写的记录,包括转出记录和转入记录。转出记录由转出科室的医师在患者转出科室前书写完成(紧急情况除外),转入记录由转入科室的医师于患者转入后24小时内完成(急危重患者需即时完成)。

转科记录可在病程记录中接着书写,不另立页,但需标明"转出(入)记录"。

转出记录的内容包括以下方面。

(1)一般项目:入院日期、姓名、性别、年龄、简要病情、入院诊断、转科日期。

(2)本科的诊疗经过、目前情况及诊断。

(3)转科理由、目的。

(4)医师签名等。

转入记录的内容包括以下方面。

(1)一般项目:入院日期、姓名、性别、年龄、简要病情、入院诊断、转入日期。

(2)转科理由。

(3)接收时病情和体检结果,重点写明转入本科诊治的疾病情况。

(4)转入诊断、诊疗计划以及医师签名等。

十六、会诊记录

会诊记录(含会诊意见)是指在患者住院期间,因需要其他科室或者其他医疗机构协助诊疗而分别由申请医师和会诊医师书写的记录,内容包括申请会诊记录和会诊意见记录。申请会诊记录应当简要记录患者的病情及诊疗情况,申请会诊的理由和目的,申请会诊医师签名等。会诊意见记录应当有会诊意见、会诊医师所在的科别或者医疗机构名称、会诊时间及会诊医师签名等。

急危重患者的会诊应在会诊单左上角注明"急"字,并注明送出的时间(应具体到分钟)。

十七、阶段小结

阶段小结是指因患者住院时间较长,由经治医师每月对病情及诊疗情况进行的总结。阶段小结的内容包括入院日期,小结日期,患者的姓名、性别、年龄、主诉、入院情况、入院诊断、诊疗经过,目前情况,目前诊断,诊疗计划,医师签名等。记录时需标明"阶段小结"。

交(接)班记录、转科记录可代替阶段小结。

第四节　出院记录

出院记录是指经治医师对患者此次住院期间诊疗情况的总结,应当在患者出院后24小时内完成。内容主要包括入院日期、出院日期、入院诊断、诊疗经过、出院诊断、出院情况、出院医嘱、中医调护、医师签名等。出院记录另页书写,通常一式两份,一份交给患方,一份在病历中留存。

第五节　死亡记录

死亡记录是指经治医师对死亡患者住院期间进行诊疗和抢救经过的记录,应当在患者死亡后24小时内完成。内容包括入院日期,死亡时间,入院情况,入院诊断,诊疗经过(重点记录病情演变、抢救经过),死亡原因,死亡诊断等。记录死亡时间应当具体到分钟。死亡记录接着病程记录书写,不另立页。

第六节　死亡病例讨论记录

死亡病例讨论是指为全面梳理诊疗过程、总结和积累诊疗经验、不断提升诊疗服务水平,对医疗机构内死亡病例的死亡原因、死亡诊断、诊疗过程等进行讨论。死亡病例讨论应于患者死亡一周(5个工作日)内在全科范围内进行,由科主任或经批准同意的科室副主任主持,必要时可邀请医疗管理部门和相关科室参加。若死亡病例病情及死亡原因复杂,或涉及本专科以外的其他专科,或经多学科诊治,则需邀请相关科室副主任医师以上职称医师参加。接受了多学科诊治的死亡患者,需要进行多学科讨论,由医疗管理部门负责人主持。死亡讨论记录内容包括讨论时间、地点、主持人及参加人员的姓名、职称,以及死亡诊断、死亡原因、讨论意见、持人的小结意见、记录者签名及主持人审核签名。

第七节　医　　嘱

医嘱是指医师在医疗活动中下达的医学指令,被记录在医嘱单上。

医嘱内容及起始、停止时间应当由医师书写。医嘱内容应当准确、清楚。每项医嘱应当只包含一个内容,并注明下达时间(具体到分钟)。

医嘱不得涂改。需要取消时,应当使用红色墨水标注"取消"字样并签名。

一般情况下,医师不得下达口头医嘱。因抢救急危重患者需要下达口头医嘱时,护士应当复诵一遍。抢救结束后,医师应当即刻据实补记医嘱。

医嘱单分为长期医嘱单和临时医嘱单,格式和内容按病历规范要求列表。

医嘱单的填写说明如下。

(1) 各项医嘱内容由医师直接书写或录入在医嘱单上。

(2) 长期医嘱单中的执行时间指护士首次接到该医嘱指令,着手落实该医嘱内容的开始时间。

(3) 临时医嘱单中的执行时间为护士实际执行该医嘱内容的开始时间。

(4) 对辅助检查(如心电图、X线摄片、B超检查)或应由医师执行完成的医嘱内容(如胸腔穿刺、腰椎穿刺等),可不填写临时医嘱单中的执行时间及执行者栏,但应在病程记录中注明操作完成的情况及检查的结果等。

(5) 中药饮片治疗有附方或电子处方(信息系统中能查询到即可,要求输入规范,可溯源),又或者在医嘱中体现所用药味及剂量。

第八节　辅助检查报告单

辅助检查报告单是指患者在住院期间所做的各项检验、检查结果的记录,内容包括患者的姓名、性别、年龄、病案号(或病案号)、检查项目、检查结果,报告日期,报告人员签名或者印章等。

报告单的大小格式原则规定为宽度应与病历页面的大小一致,高度(上下)分为病历页面(上下)的1/3、1/2和等同病历页面三种。

第九节 住院病历排列顺序

一、住院期间的病历排列

（1）体温单（按日期顺序倒排）。

（2）长期医嘱单（按日期顺序倒排）。

（3）临时医嘱单（按日期顺序倒排）。

（4）入院记录。

（5）病程记录（按日期顺序排列）。

（6）手术、麻醉知情同意书。

（7）麻醉记录单。

（8）手术护理记录单。

（9）手术记录单。

（10）护理入院录。

（11）一般护理记录单。

（12）危重护理记录单。

（13）会诊记录单。

（14）特殊检查、特殊治疗同意书。

（15）各种检查报告单（X线摄片、心电图、B超、病理、CT、MRI等）。

（16）化验单（三大常规、生化检查等，按日期顺序粘贴）。

（17）入院证。

（18）病案首页。

（19）门诊病历。

（20）其他有关的医疗文件资料。

二、出院病历的排列顺序

（1）病案首页。

（2）入院证。

（3）入院记录。

（4）病程记录（按日期顺序排列）。

（5）手术、麻醉知情同意书。

（6）麻醉记录单。

（7）手术护理记录单。

（8）手术记录单。

（9）护理入院录。

（10）一般护理记录单。

（11）危重护理记录单。

（12）会诊记录单。

（13）特殊检查、特殊治疗同意书。

（14）各种检查报告单（X线摄片、心电图、B超、病理、CT、MRI等）。

（15）化验单（三大常规、生化检查等），按日期顺序粘贴在化验记录专用纸上。

（16）长期医嘱单（按日期顺序排列）。

（17）临时医嘱单（按日期顺序排列）。

（18）体温单（按日期顺序排列）。

（19）其他有关的医疗文件资料。

第十节　门（急）诊病历

一、基本要求

门（急）诊病历包括病历首页（封面）、病历记录、检验报告、医学影像等辅助检查资料等。根据患者的就诊情况，还可能有诊疗过程的补充记录、会诊记录、操作记录、家属告知书、诊疗知情同意书及其他表单等（如术前安全核查表和风险评估表等）。

门（急）诊病历首页（封面）内容应当包括患者的姓名、性别、出生日期、民族、婚姻状况、职业、工作单位、住址、药物过敏史等项目。

门（急）诊病历记录分为初诊病历记录和复诊病历记录。门（急）诊病历记录应当由接诊医师在患者就诊时及时完成。患者每次就诊均要有诊疗记录。

书写门（急）诊病历应准确运用医学术语，各种检查申请单、化验单应按要求逐项填写，字迹清楚，并把项目记录于病历中；出具的医疗诊断、病假证明均应按规定填写，并记录在病历中；修改病历应保留原字迹可辨认，由医师签名并注明修改时间。

急诊病历还应记录急诊预检信息，包括预检时间，生命体征（包括体温、心率、呼吸、血压、经皮血氧饱和度等），预检及接诊时间应当具体到分钟。

二、初诊病历记录

初诊病历记录是患者本次发病后首次来院就诊所书写的医疗文书，书写内容应当包括就诊时间，科别，主诉，现病史，既往史，阳性体征，必要的阴性体征和辅助检查结果及其他必要时可选择的评估内容（包括疼痛评估、社会心理评估、意识评估、跌倒风险评分等），诊断及治疗意见和医师签名等。

（1）主诉：根据具体病情记录，基本形式为"症状体征＋持续时间"。

（2）现病史：根据具体的病情记录，应包括起病时间、诱因、主要的阳性症状、伴随症状、有鉴别意义的阴性症状、与本次疾病相关的既往症状、本次发病后的诊治过程。

（3）既往史：包括既往有无慢性疾病、传染疾病、严重外伤手术等重要疾病史，有无与本次疾病相关的家族史，有无与本次疾病密切相关的职业、特殊生活方式和接触史，有无食物药物过敏史，如为育龄期女性，则应包括末次月经时间、有无怀孕或哺乳等。

（4）查体和辅助检查：根据具体病情，记录体格检查阳性体征和有重要意义的阴性体征；记录舌脉象。记录与本次疾病相关的辅助检查结果，对于非本院检查结果应注明报告单位、日期及检查单号。

（5）初步诊断：规范书写疾病诊断，对暂时不能明确诊断的可在诊断名称后标注"?"。中医诊断位于西医诊断之后，参照中医病征分类书写。

（6）诊疗意见：详细记录进一步的检查、治疗方案，"待查"病例应记录下一步具体诊疗措施；药物治疗应规范记录药品名称、用法用量等，同时告知患者有关注意事项、健康宣教等并记录；如患者拒绝建议的诊疗方案，应在病历上请患者注明意见并签名；根据患者的情况记录，建议休息时间及复诊安排。

（7）书写者签名和书写时间。

三、复诊病历记录

复诊病历记录书写内容应当包括就诊时间，科别，主诉，病史，必要的体格检查和辅助检查结果，其他必要时可选择的评估内容（包括疼痛评估、社会心理评估、意识评估、跌倒风险评分等），诊断，治疗处理意见和医师签名等。

复诊病历应简明扼要记录患者前次就诊后的主诉症状及体征的变化，尤其是上次就诊的阳性体征及有重要意义的阴性体征、治疗后自觉症状及效果，以及新出现的症状和体征等，并记录舌脉象。诊断有补充或修正的，应记录补充或修正诊断。

四、诊疗过程补充记录

诊疗过程补充记录是指门（急）诊患者检查结果回复、输液后复诊、会诊后、转科前或病情变化时需补充记录的内容，内容包括记录时间，生命体征，补充记录（包括此时的病情描述、检查结果记录等），修正（补充）诊断，诊疗计划和（或）健康宣教的注意事项或患者去向，记录者签名。

五、会诊记录

急诊患者根据病情诊疗需要，可请相关专科进行会诊，按时间顺序由会诊医师直接书写在病历上，内容包括会诊时间（具体到分钟）、生命体征、相关病情记录、简要分析、建议处理意见、记录者签名等。

六、有创操作记录

应及时完成有创操作记录，可按时间顺序记录在病历上。操作记录原则上应由操作者书写，应包括记录时间、操作前的准备情况、操作情况、操作时和操作后患者的生命体征及一般情况变化、操作后的注意事项、记录者签名。

七、知情同意书

知情同意书是就患者相关事宜与患者或家属进行沟通后由患方知情了解后并签名的医疗文书,包括授权书、病情告知谈话记录、病危(重)通知、自动出院谈话记录、拒绝诊疗(抢救)谈话记录及其他谈话记录,内容一般包括(除授权书等外)患者诊断、目前病情、需谈话的内容、防范措施、医方签名及时间、患方签名及时间等,要求简明扼要、清楚易懂,医方记录时间和患方签名时间均应精确到分钟。告知书如为表单式,抬头之前应有患者的一般信息(如姓名、病案号、年龄、性别等),一式两份,一份存档,一份随门诊病历,或可将告知书内容按时间顺序记录在门诊病历上。

诊疗知情同意书为告知书的一种,是针对患者有创或高危操作和特殊检查治疗等前签署的患者或家属告知书,患者或家属知情理解后同意并签名后方能进行相应操作或检查治疗。需签署诊疗知情同意书的情况包括气管插管、深静脉置管、输血(血液制品)、医疗材料收费(按国家规定)、急诊手术、留置胃管及洗胃、造影剂使用、自费药物(诊疗)、激素使用、胸腔穿刺(闭式引流)、清创、腹腔穿刺、腰椎穿刺、胃镜、留置三腔二囊管、留置导尿(高危情况)、脱敏注射、镇静药物使用等,基本内容(除医疗材料收费)应包括患者的姓名、病案号、年龄、床号、初步诊断、适应证、并发症或需告知的情况、防范措施、有无替代方案、主管医师及操作者签名和时间、患者或家属签名和时间、当进行有创或高危操作时应附安全核查表,另附急诊手术安全核查表。诊疗知情同意书(除急诊手术知情同意书外)应一式两份,一份存档,一份随门诊病历。

急诊手术术前相关文书,如授权书、急诊手术知情同意书、医疗材料收费知情同意书(手术用)、输血知情同意书(术中备血)、急诊术前安全核查表和风险评估表等纳入住院病历归档管理。

八、其 他

门(急)诊病历的各项内容应真实记录,笔迹清晰。书写者均应按相关规定具有相应资质的人员。如患者院内转科或转部门,则门诊病历应带入相应科室或部门。

第二部分

病历参考模板

第六章

住院病历

住院病案首页

医疗机构＿＿＿＿＿＿＿＿＿＿＿＿＿＿（组织机构代码：＿＿＿＿＿＿）

医疗付费方式:□

健康卡号＿＿＿＿＿＿＿＿＿　　　　第　　次住院　　　　病案号＿＿＿＿＿＿

姓名＿＿＿＿＿＿　性别□ 1. 男 2. 女　出生日期＿＿＿年＿＿月＿＿日　　年龄＿＿＿＿国籍＿＿＿＿	
(年龄不足1周岁的) 年龄＿＿＿月　　新生儿出生体重＿＿＿＿＿＿g　　　新生儿入院体重＿＿＿＿＿g	
出生地＿＿＿＿＿＿省(区、市)＿＿＿市＿＿＿县　籍贯＿＿＿省(区、市)＿＿＿市　　民族＿＿＿＿＿	
身份证号＿＿＿＿＿＿＿＿＿＿＿职业＿＿＿＿　婚姻□ 1. 未婚　2. 已婚　3. 丧偶　4. 离婚　9. 其他	
现住址＿＿＿＿＿＿省(区、市)＿＿市＿＿县　　电话＿＿＿＿＿＿＿＿＿＿邮编＿＿＿＿＿	
户口地址＿＿＿＿＿省(区、市)＿＿市＿＿县　　　　　　　　　　　　　邮编＿＿＿＿＿	
工作单位及地址＿＿＿＿＿＿＿＿＿＿＿＿＿＿＿＿＿单位电话＿＿＿＿＿＿邮编＿＿＿＿＿	
联系人姓名＿＿＿＿＿　关系＿＿＿　　地址＿＿＿＿＿＿＿＿　电话＿＿＿＿＿	
入院途径□ 1. 急诊　2. 门诊　3. 其他医疗机构转入　4. 其他	
入院时间＿＿＿＿年＿＿月＿＿日＿＿时　　入院科别＿＿＿＿病房＿＿＿＿转科科别＿＿＿＿	
出院时间＿＿＿＿年＿＿月＿＿日＿＿时　　出院科别＿＿＿＿病房＿＿＿＿实际住院＿＿＿＿天	
门(急)诊诊断＿＿＿＿＿＿＿＿＿＿＿＿＿＿＿＿＿＿＿＿＿疾病编码＿＿＿＿＿＿＿＿	

出院诊断	疾病编码	入院病情	出院诊断	疾病编码	入院病情
主要诊断：			其他诊断：		
其他诊断：					

入院病情:1. 有　2. 临床未确定　3. 情况不明　4. 无

损伤、中毒的外部原因＿＿＿＿＿＿＿＿＿＿＿＿＿＿＿疾病编码＿＿＿＿＿＿
病理诊断：＿＿＿＿＿＿＿＿＿＿＿＿＿＿＿＿＿疾病编码＿＿＿＿＿＿ 病理号＿＿＿＿＿＿
药物过敏□ 1. 无 2. 有,过敏药物：＿＿＿＿＿＿＿＿　死亡患者尸检□ 1. 是　2. 否
血型□ 1. A　2. B　3. O　4. AB　5. 不详　6. 未查　Rh□　1. 阴 2. 阳 3. 不详 4. 未查

科主任＿＿＿＿＿＿	主任(副主任)医师＿＿＿＿＿	主治医师＿＿＿＿＿	住院医师＿＿＿＿＿
责任护士＿＿＿＿＿	进修医师＿＿＿＿＿	实习医师＿＿＿＿＿	编码员＿＿＿＿＿

病案质量□ 1. 甲　2. 乙　3. 丙　质控医师＿＿＿＿＿＿　质控护士＿＿＿＿＿
质控日期＿＿＿＿年＿＿月＿＿日

续表

手术及操作编码	手术及操作日期	手术级别	手术及操作名称	手术及操作医师			切口愈合等级	麻醉方式	麻醉医师
				术者	Ⅰ助	Ⅱ助			
							/		
							/		
							/		
							/		
							/		

离院方式□ 1. 医嘱离院 2. 医嘱转院,拟接收医疗机构名称:＿＿＿＿＿＿＿＿＿＿＿＿＿
 3. 医嘱转社区卫生服务机构/乡镇卫生院,拟接收医疗机构名称:＿＿＿＿＿＿＿＿＿＿＿＿
 4. 非医嘱离院 5. 死亡 6. 其他

是否有出院31天内再住院计划□ 1. 无 2. 有,目的:＿＿＿＿＿＿＿＿＿＿＿＿＿＿＿

颅脑损伤患者昏迷时间:入院前＿＿＿天＿＿＿小时＿＿＿分钟 入院后＿＿＿天＿＿＿小时＿＿＿分钟

住院费用(元):总费用＿＿＿＿＿＿＿＿＿＿＿＿(自付金额:＿＿＿＿＿＿＿＿＿)
1. 综合医疗服务类:(1) 一般医疗服务费:＿＿＿＿＿＿(2) 一般治疗操作费:＿＿＿＿＿＿(3) 护理费:＿＿＿＿
  (4) 其他费用:＿＿＿＿＿＿
2. 诊断类:(5) 病理诊断费:＿＿＿＿＿(6) 实验室诊断费:＿＿＿＿＿(7) 影像学诊断费:＿＿＿＿
  (8) 临床诊断项目费:＿＿＿＿＿＿＿
3. 治疗类:(9) 非手术治疗项目费:＿＿＿＿＿＿＿(临床物理治疗费:＿＿＿＿＿＿)
  (10) 手术治疗费:＿＿＿＿＿＿(麻醉费:＿＿＿＿手术费:＿＿＿＿)
4. 康复类:(11) 康复费:＿＿＿＿＿＿
5. 中医类:(12) 中医治疗费:＿＿＿＿＿
6. 西药类:(13) 西药费:＿＿＿＿＿＿(抗菌药物费用:＿＿＿)
7. 中药类:(14) 中成药费:＿＿＿＿＿＿(15) 中草药费:＿＿＿＿＿
8. 血液和血液制品类:(16) 血费:＿＿＿＿＿(17) 白蛋白类制品费:＿＿＿＿＿(18) 球蛋白类制品费:
  ＿＿＿＿＿＿(19) 凝血因子类制品费:＿＿＿＿＿＿(20) 细胞因子类制品费:＿＿＿＿＿
9. 耗材类:(21) 检查用一次性医用材料费:＿＿＿＿＿＿(22) 治疗用一次性医用材料费:＿＿＿＿＿
  (23) 手术用一次性医用材料费:＿＿＿＿＿＿
10. 其他类:(24) 其他费:＿＿＿＿＿＿＿

浙江省增加部分(省五项)
单病种管理:1. 有□ 2. 无□
临床路径管理:1. 完成□ 2. 变异□ 3. 退出□ 4. 未入□
诊断符合情况:1. 门诊与出院□ 2. 入院与出院□ 3. 术前与术后□ 4. 临床与病理□ 5. 放射与病理□ (0. 未做 1. 符合 2. 不符合 3. 不确定)
抢救情况:1. 抢救＿＿＿次 成功＿＿＿次
转归情况:1. 治愈□ 2. 好转□ 3. 未愈□ 4. 死亡□ 5. 其他□

说明:医疗付费方式有①城镇职工基本医疗保险;②城镇居民基本医疗保险;③新型农村合作医疗;④贫困救助;⑤商业医疗保险;⑥全公费;⑦全自费;⑧其他社会保险;⑨其他。凡可由医院信息系统提供住院费用清单的,住院病案首页中可不填写"住院费用"。

入院记录

姓名_____ 性别_____ 科别_____ 床号_____ 病案号_____

姓名：   职业：

性别：   工作单位：

出生日期：   户口地址：

婚姻：   联系电话：

出生地：   入院时间：

民族：   病史陈述者：

主诉：

现病史：

既往史：

目前使用的药物：

　　药物名称：   用法：   用量：   本次住院是否继续使用：

成瘾药物：

　　药物名称：   用法：   用量：   本次住院是否继续使用：

个人史：

婚育史：

家族史：

体格检查：详见体格检查表

辅助检查：

营养风险筛查

体重指数(BMI)：　　　kg/m²

疾病相关评分：

营养需要正常(0分)：

营养需要轻度增加(1分)：□慢性疾病(如肝硬化)出现新的并发症　□髋部骨折

□COPD　□长期血液透析　□糖尿病　□肿瘤

营养需要中度增加(2分)：□血液恶性肿瘤　□腹部大手术　□重度肺炎　□脑卒中

营养需要重度增加(3分)：□严重的头部受伤　□APACHE＞10的ICU患者

□骨髓移植

营养受损评分：

营养无受损(0分)：□

营养轻度受损(1分)：□3个月内体重下降＞5％

□一周内进食量较从前减少25％～50％

营养中度受损(2分)：□2个月内体重下降＞5％

□一周内进食量较从前减少50％～75％

营养重度受损(3分)：□1个月内体重下降＞5％

□一周内进食量较从前减少75％～100％

□体重指数(BMI)＜18.5

□血白蛋白浓度＜30g/L(得不到准确BMI值时用白蛋白替代)

年龄评分：□年龄＞70岁(1分)　□年龄≤70岁(0分)

营养风险评分：＿＿＿＿分

是否请营养科会诊：□是　□否

功能评估：

入院ADL评分分级：＿＿级

是否请康复科会诊：□是　□否

心理评估：

是否阳性：□是　□否

是否请心理卫生科会诊：□是　□否

初步诊断：

医师签名：＿＿＿＿＿＿＿＿＿＿＿＿＿＿＿

时间：＿＿＿＿年＿＿月＿＿时＿＿分

体格检查表

姓名_____　　性别_____　　科别_____　　床号_____　　病案号_____

一般情况:脉搏:　　次/分　　呼吸:　　次/分　　血压:　　mmHg　　体温:　　℃

　　　　　体重:　　kg　　身高:　　cm

　　　　　意识:　　　　　体位:　　　　　面容:　　　　　合作:

皮肤和黏膜:色泽:　　　　水肿:　　　　皮疹:　　　　出血:

浅表淋巴结:

头部及器官:外形:　　　;听力粗测:　　　;结膜:　　;巩膜:　　;瞳孔:　　,

　　　　　直径为　　　mm,对光反射　　　;鼻通气:　　　;鼻旁窦压痛:　　　;乳突

　　　　　压痛:　　　;口腔黏膜:　　　;扁桃体:

颈　　部:软硬度:　　　　气管位置:　　　　甲状腺:　　　　颈静脉:

胸　　部:外形:　　　　肋间隙:　　　　乳房:

肺　　部:呼吸运动:　　　叩诊音:　　　呼吸音:　　　啰音:

心　　脏:心率:　　次/分　　心律:　　　心音:　　　杂音:

血　　管:周围血管

腹　　部:外形:　　　　蠕动波:

　　　　腹壁紧张度:　　　压痛:　　　反跳痛:　　　包块:

　　　　肝脏:　　　　胆囊:　　　　脾脏:　　　　肾区叩痛:

　　　　肠鸣音:　　次/分　　　　移动性浊音:

外生殖器:

直肠及肛门:

四肢及脊柱:脊柱:　　　　活动度:　　　　四肢:

神经系统:肌张力:　　　肌力:　　级　　膝腱反射:左　　,右

　　　　Babinski征:左　　　,右

其　　他:详见专科体检

医师签名:_____

____年___月___时___分

85

首次病程记录

姓名_____   性别_____   科别_____   床号_____   病案号_____

_____年____月____日____时____分

    患者,男,因"××××××××"于_____年____月____日____时____分入院。

病例特点:

拟诊讨论:

    1. 初步诊断:

    2. 诊断依据:

    3. 鉴别诊断:

诊疗计划:

    1. 检查计划:

    2. 治疗计划:

医师签名:_____

疑难、危重病例讨论记录

_____年____月____日____时____分

讨论日期:

主持人:

参加人员的姓名及专业技术职务:

医师汇报病情:

讨论意见:

主持人小结:

医师签名:_____

抢救记录

_____年___月___日___时___分

病情变化情况：

抢救时间及措施：

参加抢救者的姓名及专业技术职称：

医师签名：_____

术前讨论记录

_____年___月___日___时___分

术前准备情况：

手术指征：

手术方案：

可能出现的意外及防范措施：

讨论意见：

主持人小结：

讨论日期：

参加讨论者的姓名及专业技术职务：

医师签名：_____

术前小结

_____年___月___日___时___分

简要病情：

术前诊断：

手术指征：

拟施手术名称和方式：

拟施麻醉方式：

其他术前相关情况：

注意事项：

医师签名：_____

重大疑难手术审批记录单

姓名_____   性别_____   科别_____   床号_____   病案号_____

申请手术名称: 预计手术日期:

申请重大疑难手术审批原因:

术中、术后重大疑难问题的处理、对策:

主刀医师签名: 工号: 联系电话:

患方意见:

签名:_____(与患者关系   )

签名时间:_____年___月___日___时___分

科室意见:

科主任:_____

签名时间:_____年___月___日___时___分

医院意见:

签名:_____

签名时间:_____年___月___日___时___分

手术安全核查表

姓名_____ 性别_____ 年龄_____ 科别_____ 病案号_____

麻醉方式_____ 拟实施手术方式_____ 术者_____

麻醉实施前	手术开始前	患者离开手术室前
患者姓名、病案号、性别、年龄正确： 是□ 否□ 手术方式确认： 是□ 否□ 手术部位与标识正确： 是□ 否□ 手术知情同意： 是□ 否□ 麻醉知情同意： 是□ 否□ 麻醉方式确认： 是□ 否□ 麻醉设备安全检查完成： 是□ 否□ 皮肤是否完整： 是□ 否□ 术野皮肤准备正确： 是□ 否□ 静脉通道建立完成： 是□ 否□ 患者是否有过敏史： 是□ 否□ 抗菌药物皮试结果： 阴性□ 阳性□ 未做□ 术前备血： 有□ 无□ 假体： 有□ 无□ 体内植入物： 有□ 无□ 术中所需内植入物是否已配备： 有□ 无□ 需要□ 相关影像学资料： 有□ 无□ 其他：_____	患者姓名、病案号、性别、年龄正确： 是□ 否□ 手术方式确认： 是□ 否□ 手术部位与标识确认： 是□ 否□ 手术、麻醉风险预警： 手术医师陈述： 预计手术时间□ 预计失血量□ 手术关注点□ 其他□ 麻醉医师陈述： 麻醉关注点□ 其他□ 手术护士陈述： 物品灭菌合格□ 仪器设备□ 术前、术中特殊用药情况□ 其他□ 预防性抗生素使用： 是□ 否□ 是否需要相关影像资料： 是□ 否□ 其他：_____	患者姓名、病案号、性别、年龄正确： 是□ 否□ 实际手术方式确认： 是□ 否□ 手术用药、输血的核查 是□ 否□ 术中失血量：_____mL 手术用物清点正确： 是□ 否□ 手术标本无误： 是□ 否□ 皮肤是否完整： 是□ 否□ 各种管路： 中心静脉通路□ 动脉通路□ 气管插管□ 伤口引流□ 胃管□ 尿管□ 腰大池引流管□ 其他：_____ 患者去向： 恢复室□ 病房□ ICU病房□ 急诊□ 离院□ 其他：_____
手术医师签名：_____ 麻醉医师签名：_____ 手术室护士签名：_____ 时间：___年__月__日__时__分	手术医师签名：_____ 麻醉医师签名：_____ 手术室护士签名：_____ 时间：___年__月__日__时__分	手术医师签名：_____ 麻醉医师签名：_____ 手术室护士签名：_____ 时间：___年__月__日__时__分

填表说明：以上各项在与核对项目相应的框内"□"打钩"✓"即可完成！

　　　　局麻患者麻醉医师签名栏改由术者签名。

（注：本核查表基于中国医院协会发布的215版手术安全核查表，各医疗机构可结合临床工作要求增补项目。）

手术风险评估表

姓名_____ 性别_____ 科别_____ 床号_____ 病案号_____

实施手术名称：_____ 日期：_____年_____月_____日

1. 手术切口清洁程度			
Ⅰ类手术切口(清洁手术)	0	Ⅱ类手术切口(相对清洁手术)	0
手术野无污染；手术切口周边无炎症 病人没有进行气道、食管和(或)尿道插管 病人没有意识障碍		上、下呼吸道，上、下消化道，泌尿生殖道或经以上器官的手术 病人进行气道、食管和(或)尿道插管 病人病情稳定 行胆囊、阴道、阑尾、耳鼻手术的病人	
Ⅲ类手术切口(清洁-污染手术)	1	Ⅳ类手术切口(污染手术)	1
开放、新鲜且不干净的伤口 前次手术后感染的切口 手术中需采取消毒措施的切口		严重的外伤，手术切口有炎症、组织坏死，或有内脏引流管	

2. 手术类别			
1. 浅层组织手术	□	3. 器官手术	□
2. 深部组织手术	□	4. 腔隙手术	□

手术医生签名：_____

3. 麻醉分级(ASA分级)			
P1：正常的病人；除局部病变外，无系统性疾病	0	P4：有严重系统性疾病，已丧失工作能力，威胁生命安全	1
P2：病人有轻微的临床症状；有轻度或中度系统性疾病	0	P5：病情危重，生命难以维持的濒死病人	1
P3：有严重系统性疾病，日常活动受限，但未丧失工作能力	1	P6：脑死亡的病人	1

麻醉医师签名：_____

4. 手术持续时间			
T1：手术在3小时内完成	0	T2：完成手术，超过3小时	1
急诊手术	□		

巡回护士签名：_____

在与评价项目相应的框内"□"打钩"✓"后，分值相加即可完成！

手术风险评估：
手术切口清洁程度(　分)＋麻醉ASA分级(　分)＋手术持续时间(　分)＝　分
NNIS分级：0-□　1-□　2-□　3-□

评估时间：___年__月__日__时

手术记录单

姓名_____   性别_____   科别_____   床号_____   病案号_____

手术开始时间:_____年____月____日____时____分

手术结束时间:_____年____月____日____时____分

术前诊断:

手术名称:

术(中)后诊断:

手术人员:

麻醉方式:

麻醉医师:

手术风险评估(可选):

手术切口清洁程度(分)+麻醉ASA分级(分)+手术持续时间(分)=   分

NNIS分级:□0 -   □1-   □2-   □3

手术类别(可选):

□1. 浅层组织手术   □2. 深层组织手术   □3. 器官手术   □4. 空隙手术

手术标本:术中送检   □无   □有   冰冻切片结果:_____

术中并发症:□无   □有:_____

术中失血量:约_____mL

手术经过及处理(包括患者的体位、切口处理、病灶所见及手术步骤等):

主刀医师签名:_____

记录时间:____年__月__日__时__分

术后首次病程兼谈话记录

姓名_____　　性别_____　　科别_____　　床号_____　　病案号_____
_____

_____年____月____日____时____分

手术开始时间：

术中诊断：

麻醉方式：

手术方式：

手术简要经过（包括"术中所见"）：

术后处理措施：

术后注意事项：

医师签名：_____　　　　　　　　时间：____年__月__日__时__分

患者或代理人签名：_____　　　　时间：____年__月__日__时__分

有创诊疗操作记录

姓名_____　　　性别_____　　　科别_____　　　床号_____　　　病案号_____

_____年___月___日___时___分

操作名称：

操作时间：

操作步骤、结果：

患者的一般情况：

术后注意事项：

医师签名：_____　　　　　　　　　　　时间：___年__月__日__时__分

患者或代理人签名：_____　　　　　　　　时间：___年__月__日__时__分

转科记录

姓名_____   性别_____   科别_____   床号_____   病案号_____

_____年___月___日___时___分

转出日期：

转出科室：   转入科室：

入院情况：

入院诊断：

诊疗经过：

目前情况：

目前诊断：

转科目的：

注意事项：

医师签名：_____   时间：___年__月__日__时__分

患者或代理人签名：_____   时间：___年__月__日__时__分

接科记录

姓名_____　　性别_____　　科别_____　　床号_____　　病案号_____

_____年___月___日___时___分

入科时间：

转入科室：　　　　　　　　　　　　　　转出科室：

入院情况：

入院诊断：

诊疗经过：

目前情况：

目前诊断：

转入诊疗计划：

医师签名：_____

会诊记录

姓名_____　　　性别_____　　　科别_____　　　床号_____　　　病案号_____

_____年___月___日___时___分

××科会诊意见：

会诊意见的执行情况：

医师签名：_____

阶段小结

_____年___月___日___时___分

患者,男,××岁,因" "于_____年___月___日___时___分入院。

入院情况：

入院诊断：

诊疗经过：

目前情况：

目前诊断：

诊疗计划：

医师签名：_____

出院记录

姓名_____　　性别_____　　科别_____　　床号_____　　病案号_____

入院日期：　　　　　　　　　　　　　　　　出院日期：

入院诊断：　　　　　　　　　　　　　　　　出院诊断：

住院天数：　　　天
入院情况：

诊疗经过：

出院情况：

出院医嘱：

健康教育：
随访计划：

医师签名：_____
时间：____年__月__日__时__分

死亡记录

姓名＿＿＿＿＿　　性别＿＿＿＿＿　　科别＿＿＿＿＿　　床号＿＿＿＿＿　　病案号＿＿＿＿＿

入院时间:＿＿年＿月＿日＿时＿分　　　　　死亡时间:＿＿年＿月＿日＿时＿分

入院情况:

入院诊断:

诊疗经过:

死亡原因:

死亡诊断:

医师签名:＿＿＿＿＿＿＿＿＿＿＿＿

时间:＿＿年＿月＿日＿时＿分

死亡病例讨论记录

姓名_____ 性别_____ 科别_____ 床号_____ 病案号_____

讨论时间:_____年___月___日___时___分

主持人:

参加人员:

讨论内容:

主持人小结:

医师签名:_____

授权书

姓名_____　　性别_____　　科别_____　　床号_____　　病案号_____

尊敬的患者及家属：

依照《中华人民共和国侵权责任法》（中华人民共和国主席令 第二十一号）第五十五条规定"医务人员在诊疗活动中应当向患者说明病情和医疗措施。需要实施手术、特殊检查、特殊治疗的，医务人员应当及时向患者说明医疗风险、替代医疗方案等情况，并取得其书面同意"。《病历书写基本规范》第十条规定"对需取得患者书面同意方可进行的医疗活动，应当由患者本人签署知情同意书。患者不具备完全民事行为能力时，应当由其法定代理人签名；患者因病无法签名时，应当由其授权的人员签名；为抢救患者，在法定代理人或被授权人无法及时签名的情况下，可由医疗机构负责人或者授权的负责人签名。"为切实保障患者的知情同意权和实施保护性医疗措施，敬请你们根据自己的实际情况，慎重考虑，选择确定作为患者病情、医疗措施、医疗风险及替代医疗方案等的被告知者，并签署各项医疗活动同意书。

××××医院

上述告知内容本人已充分了解，经慎重考虑，我确定：

□由本人作为病情、医疗措施、医疗风险及替代医疗方案等的被告知者，并签署各项医疗活动同意书。

□授权_____作为病情、医疗措施、医疗风险及替代医疗方案等的被告知者，并全权代表本人签署各项医疗活动同意书，被授权人的签名视同本人的签名。

患者签名：_____年　月　日　时　分

本人接受患者_____的授权，同意代理行使该患者在医院医疗期间的知情同意权和选择权，并签署各项医疗活动同意书。

被授权人签名：_____　　身份证号码：_____　　与患者关系：_____

联系电话：_____　　　　　　签名时间：_____

现确认增加以下被授权人，至签名时间起，被授权人均可独立代理行使本人本次治疗期间的权利。

患者签名：_____　　　　　　签名时间：_____

被授权人签名：_____　　身份证号码：_____　　与患者关系：_____

联系电话：_____　　　　　　签名时间：_____

患者签名：_____　　　　　　签名时间：_____

被授权人签名：_____　　身份证号码：_____　　与患者关系：_____

联系电话：_____　　　　　　签名时间：_____

未成年人（小于18周岁）、无完全民事行为能力的成年患者，由其法定代理人代为行使上述权利。

代理人签名：_____　　身份证号码：_____　　与患者关系：_____

联系电话：_____　　　　　　签名时间：_____

（本授权书保留在病历中）

住院告知书(示例)

姓名_____　　性别_____　　科别_____　　床号_____　　病案号_____

尊敬的患者:

　　您好!医务人员与患者的充分沟通和互信,有助于我们共同战胜疾病。通过您对我院住院事项的了解,期待与您携手营造一个健康和谐的医疗环境。

　　感谢您选择到我院就诊!

一、医院简介
医院的宗旨: 核心价值观: 使命: 服务理念: 愿景:

二、在我院就诊中您享有的权利与义务

权利	义务
1. 有权接受治疗,不因性别、年龄、国籍、宗教或社会地位而受歧视 2. 有权在安全及隐私的医疗环境接受诊疗 3. 有权获得院内或院外其他专业人士的建议并参与治疗方案制定,决定选择的治疗方式 4. 有权询问并得知关于病情诊断、检查结果、预后和卫教信息等 5. 复印病历、取得医疗费用明细清单 6. 有权表达减轻病疼、拒绝或终止治疗计划,决定病危时是否进行心肺复苏 7. 对医院有任何抱怨或建议,有权向医院提出申诉并得到回应	1. 主动、正确告知自己的健康状况、既往史、过敏史和传染病史等 2. 参与决定治疗方案,共同签署知情同意书 3. 配合医务人员为您实施的各项诊疗活动 4. 遵守医院工作制度和流程;支付应自行负担的费用;不要求医师提供不实的资料或诊断证明 5. 我院承担教学和科研任务,为提升医学教育水平,培养更多优秀的医务人员,恳请您惠予配合

三、投诉渠道

投诉内容	分管部门	地　点	接待电话	接待时间
门诊服务投诉				
医疗质量投诉				
物价投诉				
其他投诉				

注:表格中的"一、医院简介"和"三、投诉渠道"等相关内容可统一印刷。

四、住院须知
1. 为了您的安全,请您注意:

1. 为了您的安全,请您注意:
   (1) 请您不要将床摇得太高,请勿擅自操作医用仪器,以免发生意外
   (2) 如您年事已高或身体虚弱、病情危重或病情随时有变化,请不要独自下床活动、如厕、淋浴
   (3) 请您勤洗手并协助保持洗手间、阳台地(台)面清洁干燥;病区内请穿防滑鞋,以防滑倒
   (4) 请勿将手机、金器、现金等贵重物品放在病区的显眼处,如床头柜、枕头下等,也不要放在病员衣裤内,以免遗失
   (5) 您如需要外出,需经主管医师同意,到护理站办理请假手续后方可离开
   (6) 在院期间的费用交纳均由个人(或家属)通过住院处办理,谨防钱财被骗
   (7) 严禁使用明火及其他电器,以确保病室安全
2. 请勿在病区内吸烟、喝酒、打扑克及高声喧哗,以免影响病友休息
3. 请勿随地吐痰、乱扔果壳与纸屑,以保持病室的整洁
4. 请勿向病房、走廊、阳台地面倒水,阳台外请勿晾晒衣服
5. 请您爱护公物,如有损失或缺少,请按医院物品管理制度进行适当赔偿
6. 住院期间治疗、生活所需的部分一次性用品请您自费购买
7. 您的床号如不愿向探视者公开,请告知您的责任护士
8. 您在本次住院期间,如行手术治疗或有创检查,可能会输血,按照规定,输血前必须行人类免疫缺陷病毒(HIV)检查。为了不延误您的输血治疗,我院对您免费进行HIV检查。如您不同意,请告知主管医师或护士
9. 为促进医学事业发展,您的资料可能会被用于医学教育或临床研究。我们会对您的个人信息严格保密;如您不同意,在整个治疗过程中您随时可以提出,告知主管医师或护士,不会影响我们对您的治疗
10. 您的过敏史请告知责任护士
    药物过敏史＿＿＿＿＿＿＿＿＿　　食物过敏史＿＿＿＿＿＿＿＿＿　　其他过敏史＿＿＿＿＿＿＿＿＿
11. 请您遵守陪客探视管理制度
    (1) 每天7:30—15:00及20:30—次日6:00为管理时间,在此时间段内是病区医师查房、患者集中治疗及休息的时间,谢绝陪客探视
    (2) 您的亲友/同事若疑似有传染性疾病,请不要探视
    (3) 对于高龄、身体虚弱、病情危重等特殊病人,根据护士长发放的病人陪客证可留一名陪客
    (4) 在管理时间段,非治疗饮食患者家属可以凭病人送餐证在中午11:00—12:00期间进入病区送餐
    (5) 夜间陪伴者需要躺椅,请到护理站办手续,不可与病人合睡一铺

五、生活作息时间

1. 三餐供应时间为早餐6:30;中餐11:00;晚餐17:00
2. 饭菜由工作人员送至床边,自备饮食者需经主管医师和主管护士同意后方可食用,治疗饮食不得自备,以免影响治疗效果
3. 关于饮用水和洗漱用水,病区护工每天上、下午送床边各一次
4. 病人午休时间为12:00—14:00;熄灯就寝时间为21:00

六、您的主管医师

　　主管医师姓名:＿＿＿＿＿＿＿＿＿＿　＿＿＿＿＿＿＿＿＿＿

责任护士签名:＿＿＿＿＿＿＿＿　　　　　　签名时间＿＿＿年＿＿＿月＿＿＿日＿＿＿时＿＿＿分
我已知晓上述住院须知的内容。
患者/代理人签名:＿＿＿＿＿＿＿　与患者关系:＿＿＿＿＿＿＿　签名时间＿＿＿年＿＿＿月＿＿＿日＿＿＿时＿＿＿分

手术知情同意书

姓名_____　　性别_____　　科别_____　　床号_____　　病案号_____

1. 这是一份有关手术的告知书,目的是告诉您手术的相关事宜。

    (1) 您有权知道手术的性质和目的、存在的风险、预期的效果和其他可能的影响。

    (2) 你有权在充分知情后决定是否同意进行手术。

    (3) 除出现危及生命的紧急情况外,在没有给予您知情并获得您签署的书面同意前,医师不能对您施行手术。

    (4) 在手术前的任何时间,您有权接受或拒绝本手术。

2. 您的主刀医师是:_____

3. 目前诊断:

　　手术名称:

　　手术指征:

4. 医师会用通俗易懂的语言向您解释:

    (1) 手术目的与预期的效果

    (2) 告知可能发生的意外、并发症或风险:

    　　①手术中可能出现的意外和危险性:

    　　　　□药物过敏反应　　　□麻醉意外　　　□难以控制的大出血

    　　　　□术中心跳呼吸骤停,导致死亡或无法挽回的脑死亡

    　　　　□情况变化导致手术进程中断或更改手术方案

    　　　　□不可避免的邻近器官、血管、神经等损伤,将导致患者残疾或带来功能障碍

    　　　　□由于手术体位、手术时间长以及其他手术特殊需求,可能引起手术切口以外的皮肤压疮

    　　　　□其他:

    　　②手术后可能出现的意外和并发症:

    　　　　□术后出血　　　　　　　　　□局部或全身感染

    　　　　□切口裂开　　　　　　　　　□脏器功能损伤和/或衰竭

    　　　　□水、电解质平衡紊乱　　　　□术后气道阻塞

    　　　　□呼吸、心搏骤停诱发　　　　□原有疾病恶化

    　　　　□术后病理报告与术中快速冰冻病理检查结果不符　□再次手术

    　　　　□术后谵妄　　　　　　　　　□其他

    　　③特殊风险或主要高危因素:

（3）针对上述情况医师将采取的防范措施：

　　基于上述可能发生的风险，我们将根据医疗规范，采取下列防范措施来最大限度地保护患者的安全，使治疗过程顺利完成。具体措施如下。

　　①术前认真评估患者，选择合适的手术方案，完善术前检查和围手术期处理，并根据基础疾病进行对症治疗。

　　②术中仔细、规范操作，密切监测生命体征，备齐各种急救设备，及时处理术中出现的各种情况。

　　③术后严密监测生命体征及手术部位变化，发现问题及时处理。

　　④必要时请相关科室会诊协助治疗。

　　⑤其他相关防范措施。

5. 其他可选择的治疗方法：

□内科保守治疗

□其他手术

□其他

6. 医学是一门经验科学，还有许多未被认识的领域。患者的个体差异很大，疾病的变化也各不相同，相同的诊疗手段有可能出现不同的结果。因此任何手术都有可能达不到预期结果，出现并发症、损伤甚至病情恶化。任何手术都具有较高的诊疗风险，有些风险是医务人员和目前医学知识无法预见和防范的，医师也不能对手术的结果做出任何的保证。但我们将以良好的医德医术为准则，严格遵守医疗操作规范，力争将风险降到最低限度，达到手术诊疗效果。

　　为确保您准确理解上述内容，请您仔细阅读并及时提出有关本次手术的任何疑问。

7. 医师声明：

　　我已经以患者所能理解的方式告知患者目前的病情、拟采取的治疗方式及可能发生的风险和并发症、可能存在的其他治疗方法等相关事项，给予了患者充足的时间询问本次治疗的相关问题并做出解答。

医师签名：_____　　　　　　签名时间：____年__月__日__时__分

8. 患方意见：

　　我的医师已经告知我将要进行的治疗方式必要性、步骤、成功率、治疗及治疗后可能发生的风险和并发症、不实施该医疗措施的风险，操作中或操作后可能发生疼痛，及产生疼痛后的治疗措施，我经慎重考虑，已充分理解本知情同意书的各项内容，愿意承担由于疾病本身或现有医疗技术所限而致的医疗意外和并发症，并选择本手术治疗（而非替代方案中的手术）。

患者签名：_____　　　　　　签名时间：____年__月__日__时__分

如果患者无法签署知情同意书，请其授权的代理人在此签名。

代理人签名：_____　与患者的关系：_____　签名时间：____年__月__日__时__分

诊疗操作知情同意书

姓名_____　　性别_____　　科别_____　　床号_____　　病案号_____

　　这是一份关于_____的知情同意书,医师会用通俗易懂的方式告知该诊疗相关事宜。

1. 目前诊断:

2. 诊疗操作目的:
　　□明确病因,完善诊断;□确定治疗方案,判定预后;□对症治疗,缓解病情;□其他

3. 主要意外、风险及并发症:
　　(1)
　　(2)
　　(3)
　　(4) 由于操作体位、操作时间长以及其他操作特殊需求,可能引起操作切口以外的皮肤压疮。

4. 防范措施:
　　(1) 严格按照诊疗操作规范执行。
　　(2) 加强监测,仔细操作,及时处理。
　　(3) 其他:

5. 可替代的方案:□有_____　　　□无

操作人员:_____　　谈话医师签名:_____　　签名时间:____年__月__日__时__分

　　我的医师已经告知我将要进行的治疗方式必要性、步骤、成功率、治疗及治疗后可能发生的风险和并发症、不实施该医疗措施的风险,操作中或操作后可能发生疼痛,及产生疼痛后的治疗措施,我经慎重考虑,已充分理解本知情同意书的各项内容,愿意承担由于疾病本身或现有医疗技术所限而致的医疗意外和并发症,并选择本治疗(而非替代方案中的治疗方案)。

患者签名:_____　　　　　　　　签名时间:____年__月__日__时__分

如果患者无法签署知情同意书,请代理人在此签名。

代理人签名:_____　　与患者的关系:_____　　签名时间:____年__月__日__时__分

第二部分 病历模板

有创操作安全核查表

手术/有创操作开始前核查	离室前核查
□患者身份正确 □手术/有创操作方式正确 □手术/有创操作部位正确 □知情同意书填写完整正确 □设备/仪器正常 其他：＿＿＿＿＿＿＿＿	□手术/有创操作的名称已书写 □手术/有创操作用物清点正确 □标本无误且已粘贴标签　□无标本 □任何需处理的设备问题：　□无 其他：＿＿＿＿＿＿＿＿
手术/操作医师签名：＿＿＿＿＿＿＿＿ 护士签名：＿＿＿＿＿＿＿＿ 麻醉医师(如有)签名：＿＿＿＿＿＿＿＿ 时间：＿＿＿年＿＿＿月＿＿＿日＿＿＿时＿＿＿分	手术/操作医师签名：＿＿＿＿＿＿＿＿ 护士签名：＿＿＿＿＿＿＿＿ 麻醉医师(如有)签名：＿＿＿＿＿＿＿＿ 时间：＿＿＿年＿＿＿月＿＿＿日＿＿＿时＿＿＿分

病危(重)告知书

姓名_____ 性别_____ 科别_____ 床号_____ 病案号_____

　　这是一份关于 病危/病重告知书 ,医师会用通俗易懂的方式告知诊疗相关事宜。

1. 目前诊断:

2. 目前病情:□病危　　　□病重

3. 目前患者病情危重,且病情有进一步恶化可能,随时出现以下一种或多种危及患者生命的并发症:

　　(1) 肺性脑病,严重心律失常、心功能衰竭、心肌梗死、高血压危象。

　　(2) 上消化道出血导致出血性休克、脑出血、脑梗死、脑疝。

　　(3) 感染中毒性休克、过敏性休克、心源性休克。

　　(4) 弥漫性血管内凝血。

　　(5) 多器官功能衰竭。

　　(6) 糖尿病酮症、酸中毒、低血糖性昏迷、高渗性昏迷。

　　(7) 其他。

4. 防范措施:

　　(1) 患者一旦发生危及生命的情况,医务人员将会全力救治,包括气管切开、呼吸机辅助呼吸、电除颤、心脏按压、安装临时起搏器等措施。

　　(2) 根据相关法律规定,为抢救患者,医务人员可在不征得您同意的情况下对患者先采取抢救措施,并使用应急救治所需的仪器设备和治疗手段,再履行告知义务,请您予以理解并配合抢救。

　　　　　　　　谈话医师签名:_____　　　　签名时间:____年__月__日__时__分

　　我的医师已经告知患者目前病情,可能出现的风险及后果,同意医务人员在患者病情危重时进行的救治。

　　　　　　　　患者签名:_____　　　　签名时间:____年__月__日__时__分

　　如果患者无法签署知情同意书,请代理人在此签名。

代理人签名:_____ 与患者的关系:_____　　　　签名时间:____年__月__日__时__分

会诊单

□平会诊　□急会诊　□疑难会诊

<u>请　　求</u>　　　　　日期_____

时间_____

_____医院_____医师

兹有本科_____病室,第____床患者_____希予会诊,

其病历简述如下:

会诊目的、要求:□明确诊断　□指导治疗　□术前评估　□转科　□其他

_____科_____医师

<u>答　　复</u>

医院_____科　　　　　日期_____

时间_____

_____医院_____医师

长期医嘱单

姓名_____　　科别_____　　床号_____　　病案号_____

开始						停止			
日期	时间	医嘱	医师签名	执行时间	护士签名	日期	时间	医师签名	护士签名

临时医嘱单

姓名_____ 科别_____ 床号_____ 病案号_____

日期	时间	医嘱	医师签名	执行者签名	执行时间

体温单(示例表)

姓名＿＿＿＿＿＿　科别＿＿＿＿＿＿　床号＿＿＿＿＿＿　入院日期＿＿＿＿＿＿　病案号＿＿＿＿＿＿

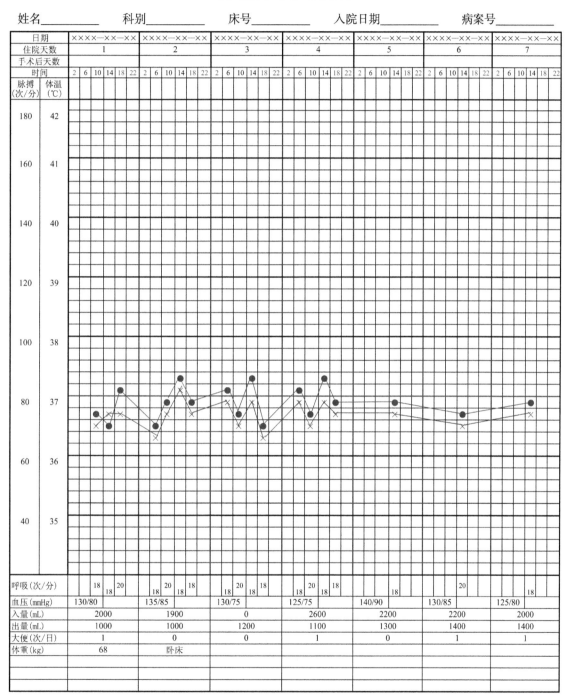

日期	×××—××—××	×××—××—××	×××—××—××	×××—××—××	×××—××—××	×××—××—××	×××—××—××
住院天数	1	2	3	4	5	6	7
手术后天数							

呼吸(次/分)	18 18 20	18 20 18	18 20 18	18 20 18	18	20	18
血压(mmHg)	130/80	135/85	130/75	125/75	140/90	130/85	125/80
入量(mL)	2000	1900	0	2600	2200	2200	2000
出量(mL)	1000	1000	1200	1100	1300	1400	1400
大便(次/日)	1	0	0	1	0	1	1
体重(kg)	68	卧床					

护理记录单（参照表）

科别_____ 姓名_____ 床号_____ 病案号_____ 入院日期_____ 诊断_____

首次评估记录	过敏史及表现：	简要病史：
	皮肤情况：	
	跌倒评估分值：	
	其他需要说明的情况：	

护士签名：　　　　　记录日期：

时间	意识	体温（℃）	脉搏（次/分）	呼吸（次/分）	血压（mmHg）	入量 名称	入量 量(mL)	出量 名称	出量 量(mL)	出量 颜色性状	病情观察及护理	护士签名

注：本表为参考表，医院应当根据本院各专科特点设定记录项目。

手术清点记录

科别_____ 姓名_____ 性别_____ 年龄_____ 病案号_____

手术日期___年___月___日 手术名称_____

输血:血型_____ 血液成分名称_____、_____ 血量_____、_____mL

器械名称	术前清点	术中加数	关体腔前	关体腔后	器械名称	术前清点	术中加数	关体腔前	关体腔后
卵圆钳					咬骨钳				
巾钳					骨刀、凿				
持针钳					拉钩				
组织钳					刮匙				
大弯血管钳					脊柱牵开器				
弯血管钳					腹腔牵开器				
直血管钳					胸腔牵开器				
蚊式钳					有齿镊				
直角钳					无齿镊				
扁桃腺钳					刀柄				
柯克钳					手术剪				
胃钳					吸引头				
肠钳					电烧(头)				
取石钳					髓核钳				
胆石刮					大纱垫				
胆道探子					小纱垫				
肾蒂钳					纱布				
输尿管钳					纱条				
沙式钳					棉片				
持瓣钳					棉签				
阻断钳					阻断带				
肺叶钳					缝针				
心房钳					注射器				
心耳钳					针头				
气管钳					棉球				
剥离子									

手术器械护士签名_____   巡回护士签名_____

体内植入物条形码粘贴处：

填表说明：

（1）表格内的清点数必须用数字说明，不得用"√"表示。

（2）空格处可以填写其他手术物品。

（3）表格内的清点数目必须清晰，不得采用刮、粘、涂等方法涂改。

本表为参考表，由于不能涵盖所有手术器械，建议医院根据实际设定器械名称。

第七章

麻醉病历

麻醉知情同意书

姓名_____   性别_____   科别_____   床号_____   病案号_____

　　这是一份有关麻醉的告知书,目的是告诉您有关医师建议您进行的麻醉相关事宜。请您仔细阅读,提出与本次麻醉有关的任何疑问。您有权知道麻醉的性质和目的、存在的风险、预期的效果或对人体的影响。在充分了解后决定是否同意进行麻醉。除出现危及生命的紧急情况外,在没有给予您知情并获得您签署的书面同意前,医师不能对您施行麻醉。在麻醉前的任何时间,您都有权接受或拒绝本麻醉。

目前诊断:_____   拟行手术:_____

麻醉方式:_____

要求术后镇痛:是□　否□

医师会用通俗易懂的语言给您解释:

■ 麻醉指征与预期的效果:

　　根据手术治疗和诊断检查的需要,患者需进行麻醉。麻醉和麻醉操作一般是安全的。

■ 麻醉益处:

　　减少患者的疼痛、恐惧,保持生命体征平稳,能更好地配合手术治疗和诊断检查等。

■ 麻醉中任何可能伴随的不适、并发症或风险:

（1）麻醉过程中可能进行以下某一项或多项操作,包括气管插管、椎管内穿刺、周围神经阻滞、深静脉穿刺置管术、动脉穿刺置管术、喉罩插入、气管切开术、气管和支气管插管、食管超声波检查、有创血流动力学检测等。这些操作均可能引起组织出血、神经损伤、创伤、感染、坏死等。

（2）根据麻醉操作常规,按照《中华人民共和国药典》要求,使用各种、各类麻醉药后,患者可能出现中毒、过敏、高敏、神经毒性等反应,导致休克、严重脏器功能损害、呼吸心跳停止,甚至危及生命。

（3）麻醉时,特别是急症饱胃患者发生胃内容物反流、误吸、喉痉挛、呼吸道梗阻、神经反射性休克和心律失常等而导致重要脏器功能损害,危及生命。

（4）气管插管和拔管时可引起牙齿脱落、口唇、舌、咽喉、声带、气管和支气管损伤,喉痉挛、气管痉挛、支气管痉挛及功能损害。气管插管困难导致气道不能维持通气时,需要进行紧急气管切开术,缺氧时可危及生命。

（5）椎管内麻醉及区域麻醉发生神经、血管、脊髓等组织结构损伤,可能出现全脊髓麻醉、截瘫、椎管内感染、血肿、腰痛、头痛、肢体伤残甚至呼吸心跳停止等危及生命。

（6）患者本身合并其他疾病或有重要脏器损害者,其发生相关并发症(如哮喘、心脑血管意外等)和麻醉的危险性显著增加。

（7）可能发生术中知晓、术后回忆和术后认知功能的障碍。

（8）麻醉手术中输血、输液可能发生致热源反应、过敏反应、血源性传染病等。

（9）术后镇痛的并发症：呼吸循环抑制、镇痛不全、瘙痒等。

（10）急症手术麻醉的危险性明显高于择期手术，手术室外麻醉的危险性明显高于手术室内麻醉。

（11）其他发生率极低或难以预料的意外和并发症，以及其他不可预料的不良后果。

（12）麻醉方法的选择和改变由实施麻醉的医师根据病情和手术的需要决定。

（13）授权麻醉医师在患者的病情治疗必要时使用自费麻醉和抢救药品及物品。

（14）根据您的特殊病情，可能出现以下特殊并发症或风险：

_____

■ 针对上述情况将采取的防范措施：

基于上述可能发生的风险，我们将根据医疗规范，采取下列防范措施来最大限度地保护患者安全，使麻醉过程顺利完成。具体措施如下。

（1）术前认真评估患者，选择合适的麻醉方案，完善术前检查和围手术期处理，并提供个体化治疗。

（2）麻醉过程中仔细、规范操作，密切监测生命体征，备齐各种急救设备，及时处理麻醉过程中出现的各种情况。

（3）必要时请相关科室会诊协助治疗。

（4）其他相关防范措施。

其他可选择的麻醉方法：□全麻　□硬膜外　□腰麻　□神经阻滞　□局麻　□其他____

拒绝该麻醉方式可能会产生的后果：

（1）拟行手术治疗和诊断检查无法顺利进行。

（2）其他。

医学是一门经验科学，还有许多未被认识的领域。另外，患者的个体差异很大，疾病的变化也各不相同，任何麻醉方式都有可能达不到预期结果，出现并发症、损伤甚至病情恶化。任何麻醉都具有较高的风险，有些风险是医务人员和目前医学知识无法预见和防范的，医师也不能对麻醉的结果做出任何的保证。但医师将以良好的医德医术为患者实施麻醉，严格遵守医疗操作规范，密切观察病情，及时处理、抢救，力争将风险降到最低限度。

为确保您对上述内容的准确理解，在您仔细阅读该知情同意书及做出决定前，医师将会给您解释上述内容。如果您还有其他任何疑问，那请及时告诉您的医师。

医师声明：

我已经以患者所能理解的方式告知患者目前的病情、拟采取的治疗方式及可能发生的风险和并发症、可能存在的其他治疗方法等相关事项，给予了患者充足的时间询问本次治疗的相关问题并做出解答。

我院是一所医疗、教学和科研相结合的学术医疗中心，患者在麻醉过程中可能有实习医师、进修医师，以及一些与医学相关的训练人员参与其中。

医师签名：_____　　　　　　　签名时间：_____年__月__日__时__分

患方意见：_____

我的医师已经告知我将要进行的麻醉方式、此次麻醉可能发生的并发症和意外，我经过慎重考虑，已充分理解本知情同意书的各项内容（共2页），愿意承担由于疾病本身或现有医疗技术所限而致的医疗意外和并发症，并选择本麻醉方式（而非替代方案中的麻醉方式）。

患者签名：_____　　　　　　　签名时间：_____年__月__日__时__分

如果患者无法签署知情同意书，请其代理人在此签名。

患者代理人签名：_____　　　　签名时间：_____年__月__日__时__分

麻醉前访视单

姓名			科室		床号		术前诊断：	
			病案号					
年龄		□男 □女	身高	cm	体重	kg	拟行手术方式：	
主诉：								
BP mmHg	R 次/分		P 次/分		T ℃		其他：	

系统情况			现在情况	过去或其他情况
心血管	有	无	□胸痛 □心悸 □瓣膜病变 □杂音 □高血压 □心梗 □易疲劳 □气急	
肺和呼吸	有	无	□COPD □肺炎 □咳嗽 □咳痰 □气管炎 □哮喘 □皮质激素 □TB	
泌尿生殖	有	无	□尿毒症 □血尿 □肾功不全 □月经	
消化	有	无	□肝病 □反流 □胃潴留 □溃疡	
神经肌肉	有	无	□脑卒中 □抽搐 □重症肌无力 □瘫痪	
血液	有	无		
内分泌/代谢	有	无	□糖尿病 □甲亢/低 □胰岛素 □皮质	
精神	有	无	□精神分裂症 □抑郁症	
产科	有	无		
吸烟,嗜酒,药物依赖	有	无	□吸烟 □戒烟 □嗜酒 □药物依赖	
过敏史/手术史	有	无	□药物/食物过敏 □药名/食物名 □手术名	
既往麻醉史	有	无	□插管困难 □麻醉药过敏	
家族史/遗传疾病	有	无	□麻醉药过敏 □恶性高热	
目前特殊药物	有	无		
全身情况			□差 □一般 □好	
意识状态			□清醒 □嗜睡 □昏迷	
气道通畅度	有	无	□张口＜3cm □鼾声 □颈短 □头后仰受限 □喉结高 □小下颌 □气管移位 □气管压迫 □气管肿瘤 □口内肿瘤	
牙齿	有	无	□松动 □缺失 □戴冠 □上牙 □下牙 □部分 □全部	
眼科	有	无	□瞳孔异常 □青光眼	
麻醉穿刺部位	有	无	□感染 □畸形 □外伤	
胸部X片	有	无		
心电图	有	无		

Hb/HCT	WBC	PLT	K+	Na+	Cl−	GLU	SGPT		BUN	Cr	PT	APTT	PaO₂
总体评估			ASA分级 1 2 3 4 5 E						是否饱胃		是		否

目前存在的问题和建议：

麻醉计划：□全身麻醉 □椎管内麻醉 □区域阻滞 □局部麻醉 □按计划安排手术 □安排当日,但需延迟手术 □继续术前准备,另期安排手术		
术前评估医师签字		日期： 年 月 日

麻醉记录单

编号____ 页____

科别_____ 床号_____ 病案号_____ 日期___年__月__日

姓名_____ 性别___ 年龄___ 体重___kg 体温___℃ 血压____mmHg 呼吸___次/分
脉搏____次/分 血型___ ASA 1 2 3 4 5 E
手术前诊断_____ 拟施手术_____ 手术时体位_____

时间			
监测	SpO₂ FiO₂ PetCO₂ EKG 尿量		

体温 (℃)	血压 mmHg	呼吸 Kp4	手术关键操作
35	180	24	
	160	22	
	140	20	
30	120	18	
	100	16	
25	80	14	
	60	12	
	40	10	
	20	8	
		6	
		4	
		2	

麻醉药　昧安/安定　芬太屋　异丙酚　司/本/万/阿　安/异/地/七　度冷丁　以上单位为mg

输血mL　%利%布　%丁%普
输血mL　2
用药序号
麻醉期用药用药理由用量及用法

手术后诊断		PCA：E、V		全　血	mL
				成分输血	mL
手术名称		麻醉效果 1 2 3 4		代血浆	mL
				晶体液	mL
麻醉方法		施麻醉者	病人送往 1 2 3	总输入量	mL
				出血量	mL
施手术者		巡回者	评　分：　分	尿量	mL

续表

椎管内麻醉操作	①穿刺时病人体位:坐,左右侧卧,俯卧 ②穿刺点:第一点_____间隙。成功,失败,突破 　　　　第二点_____间隙。成功,失败,突破 ③直入法,侧入法,斜面:向头,向骶,向侧 ④黄韧带感觉:明显,尚明显,不明显 ⑤负压:大,小,无。搏动:大,小,无				⑥注射阻力:很松,尚松,不松。回流:多,少,无 ⑦沾血:无。有:穿刺,置管;淡、全血 ⑧皮肤至硬膜外腔深度_____cm 　导管插入深度_____cm ⑨导管插入情况:顺利、不顺利。原因: 麻醉平面:手术始:上达_____ 下达_____ 　　　　手术毕:上达_____ 下达_____			
全麻操作	口插管	双腔管(左右)	盲插	导管ID	麻醉诱导期:满意 呛咳 发绀 呕吐 喉痉挛 激动			
	鼻插管(左、右)	纤维镜	带管芯插	插管困难	其他			
麻醉期间并发症	牙齿损伤	舌下坠	气胸	高血压	心搏骤停	喉返N阻滞	全脊麻	
	黏膜损伤	支气管痉挛	缺氧	低血压	局麻药过敏	霍纳氏症	硬膜穿破	
	误吸	急性肺水肿	CO_2蓄积	心律失常	局麻药中毒	脊N广泛阻滞	其他	
	呕吐	肺栓塞	呼吸停止	心衰	膈N阻滞	硬膜外导管折断		
特殊患者麻醉及麻醉异常情况分析总结								
说明	1. 异/安/地:指各类氟醚 2. 司/万/本/阿:指肌松药的第一字 3. 病人送往:1　2　3　(1指病房　2指恢复室　3指重症监护室) 4. 评分标准按照《浙江麻醉质控规程》							

▲□　●—●　○—○　⊙—⊙　　　　　　　×　⊙　⊗
鼻肛　脉搏　呼吸　扶助　收缩　舒张　麻醉　手术　手术
　　　　　　　　呼吸　血压　血压　开始　开始　终了

Φ
插管　拔管　仰卧位　俯卧位　左侧　右侧　截石　坐位

麻醉总结审阅者_____　麻醉总结者_____

说明:麻醉后医嘱请填在病历医嘱单上,开医嘱时参考下列内容。

(1) _____麻醉后常规护理。

(2) 体位。

(3) 血压、脉搏、呼吸每_____分钟测量一次。

(4) 给氧。鼻导管_____L/min　面罩_____L/min。

(5) 吸痰。

(6) 动静脉穿刺后护理。

(7) 机械通气。

(8) 鼓励患者咳嗽,做深呼吸。

(9) 注意椎管内麻醉患者肢体感觉和活动恢复情况。

(10) 其他。

麻醉术后观察记录

观察时间	呼吸抑制		再插管		循环稳定		咽喉痛		恶心呕吐		声音嘶哑		下肢肌力恢复		穿刺点压痛		脊麻后头痛		尿潴留			观察护士(签名)
	有	无	有	无	是	否	有	无	有	无	有	无	是	否	有	无	有	无	有	无	导尿	
	有	无	有	无	是	否	有	无	有	无	有	无	是	否	有	无	有	无	有	无	导尿	
	有	无	有	无	是	否	有	无	有	无	有	无	是	否	有	无	有	无	有	无	导尿	

其他特殊情况及处理:

麻醉术后镇痛观察记录

镇痛方案:PCEA(　　　　　):　PCIA(　　　　　):其他

观察时间	痛觉评分(VAS)		嗜睡		恶心		呕吐		瘙痒		尿潴留			观察护士(签名)
	安静时	活动时												
			有	无	有	无	有	无	有	无	有	无	导尿	
			有	无	有	无	有	无	有	无	有	无	导尿	
			有	无	有	无	有	无	有	无	有	无	导尿	
			有	无	有	无	有	无	有	无	有	无	导尿	

其他特殊情况及处理:

麻醉医师签名:_____

注:麻醉术后观察记录要求在术后24小时内完成,若无麻醉相关并发症发生,观察填写一次即可;若发现有麻醉相关并发症,应及时通知经治医师共同处理,并继续观察至病情好转为止;麻醉术后镇痛观察记录需观察2天,每天一次,记录时请在观察项目下打钩即可。
镇痛评分:向患者充分介绍VAS的相关知识,记录相应时点的VAS值。评分标准:0分,无痛;10分,强烈疼痛;1～3分,轻度疼痛;4～6分,⊗Φ中度疼痛;7～10分,重度疼痛。

麻醉后恢复室记录单

（此单为麻醉记录单附页，诊断、手术名称详见麻醉记录单）

姓名_____ 性别_____ 科别_____ 床号_____ 病案号_____

麻醉方法：全麻、全麻加、硬膜外、硬膜外加、腰麻、颈丛、臂丛、骶麻、其他_____

一般记录							特殊记录							
时间	意识	BP（mmHg）	HR（bmp）	RR（bmp）	吸氧（L/min）	SpO$_2$（%）	人工呼吸			吸痰	瞳孔		镇痛	膀胱冲洗	病情与处理记录
							Vt	f	FiO$_2$		大小	对光反应			

小结：总入量_____mL 其中：晶体_____mL 胶体_____mL 血/血浆_____mL
　　　总出量_____mL 其中：尿量_____mL 引流液_____mL 其他_____mL

麻醉复苏室评分：入室_____分 出室_____分 出室后去向：病房 ICU 离院

术后镇痛（有.无）：方式：静脉 硬膜外 其他_____
　　　　　　　镇痛药配方：_____
注意事项：1. 气道通畅 2. 呼吸循环抑制 3. 苏醒迟缓 4. 恶心呕吐 5. 尿潴留 6. 过敏反应
　　　　　7. 其他_____

镇痛医师签名：_____ 麻醉后恢复室医师签名：_____ 护士签名：_____

日期：_____年___月___日

手术室外麻醉知情同意书

姓名_____　　　性别_____　　　年龄_____　　　门诊号(病案号)_____

临床诊断_____　　　拟行诊疗方式_____

麻醉方式：

　　由于手术、检查、治疗的需要,为了减轻患者痛苦,使手术、检查、治疗能顺利地进行,患者及其家属要求施行麻醉。麻醉和麻醉操作一般是安全的,但由于个体差异,虽然在麻醉前已经采取力所能及的预防措施,也有可能发生各种难以避免的麻醉意外和并发症。现告知如下,包括但不限于:

■ 患者因个体差异等特殊情况对麻醉或相关药物发生过敏、中毒等不良反应,导致休克、心跳呼吸骤停、脑死亡、严重多脏器功能损害。

■ 围术期发生恶心、呕吐、反流、误吸、喉水肿、喉痉挛、气道梗阻导致窒息,危及生命。

■ 呼吸抑制、肺部感染、严重心律失常等导致心肺功能障碍、衰竭。

■ 因麻醉加重已有的疾病或诱发隐匿性疾病,如哮喘、心脑血管意外等。

■ 全麻和抢救气管插管时发生插管困难、插管失败、牙齿脱落、唇、舌、喉、气管等损伤、喉水肿、声嘶、全麻后苏醒延迟。必要时需进行紧急气管切开术。

■ 发生术中知晓、术后回忆和术后认知功能障碍。

■ 有关麻醉药物的副反应。

■ 授权麻醉科医师在患者病情治疗必要时使用自费麻醉和抢救药品及物品。

■ 其他难以预料的并发症和意外。

　　我院麻醉科医师将根据患者病情,切实做好麻醉前准备,按麻醉操作技术规范认真做好麻醉及防范措施,以良好的医德医术为患者施行麻醉,力争将麻醉风险降低到最低限度。

医师签名:_____　　　　　　　　签名时间:_____年__月__日__时__分

　　上述情况医师已讲明,并对患方提出的问题又作了详细的解答,经慎重考虑,患者及家属对麻醉可能出现的风险表示充分的理解,并选择施行麻醉,签名为证。

患者签名:_____　　　　　　　　签名时间:_____年__月__日__时__分

如果患者无法签署知情同意书,请代理人在此签名。

代理人签名:_____　　　　　　　签名时间:_____年__月__日__时__分

手术室外麻醉注意事项

————————先生/女士：

请您仔细阅读本注意事项，并遵守执行。

■ 麻醉前至少禁饮2小时、禁食8小时。

■ 为了患者安全，检查当日请带上病历和相关的检查报告，并有人陪伴。麻醉前患者或/和家属应与麻醉科医师当面交流，使麻醉科医师尽量全面了解患者的病史，麻醉科医师有权根据患者的身体状况决定是否实施麻醉。

■ 如果患方隐瞒病情（如饮水进食、呕吐/胃潴留、呕血等病史）及实际情况，后果自负。

■ 患者诊治流程：建立静脉通道→实施麻醉及内镜检查、治疗→苏醒→完全清醒→离开。

■ 患者在麻醉——检查、治疗——苏醒过程中，请家属在检查/治疗处大厅等候，以便需要交代患者病情时，医师能与家属及时联系。

■ 离室标准：患者意识清醒，生命体征平稳，能独立行走，无明显不适感，同时经麻醉科医师评估后认为达到离室标准方可离开。

■ 患者离室需有人陪伴，禁止自行驾车或骑自行车、电动车离开。麻醉结束后24小时内请不要饮酒、不要驾驶、不要进行精细工作、不得操纵复杂、危险的机器或仪器（如车床）及从事其他高危作业（如电工、高空作业等）。

■ 患者清醒后自主状态下可适量喝清饮料（如清水、茶、咖啡、果汁等，奶制品不得饮用），以不出现胃肠道不适为原则。如果饮用后无恶心、呕吐现象，可从少量清淡流质开始逐渐增量，以不出现腹胀、恶心、呕吐为原则。合并消化系统疾病者请遵守消化内科医师指导。

■ 出现病情异常变化请及时随诊。麻醉科联系电话：————————

谢谢合作！

浙江省————————医院麻醉科

手术室外麻醉小结单

入室情况:体重_____kg 术前禁食禁饮(□已禁   □未禁)

ASA 1 2 3 4 5 E

BP_____mmHg^{①} SpO$_2$_____% HR____次/分 R____次/分

麻醉经过:麻醉方式_____ 麻醉开始时间_____

□常规监测(BP HR R SpO$_2$ ECG) 麻醉效果(1 2 3 4)

生命体征(□平稳 □轻度波动 □明显波动)

呕吐(□无 □有) 呼吸停顿(□无 □有) 心律失常(□无 □有)

其他:

术中用药:咪达唑仑针_____mg 丙泊酚针_____mg 芬太尼/瑞芬/舒芬针_____μg

依托咪酯针_____mg 阿托品针_____mg 麻黄碱针_____mg

氟马西尼针_____mg 其他:

复苏经过:进复苏室时间_____ 生命体征(□平稳 □轻度波动 □明显波动)

离室情况:离室时间_____ 恢复评分_____分

BP_____mmHg SpO$_2$_____% HR_____次/分 R____次/分

麻醉中的特殊情况及处理措施:

麻醉后的注意事项:

■ 清醒后在自主状态下可适量喝清饮料(不含牛奶),以不出现胃肠道不适为原则。如果饮用后无恶心、呕吐现象,可从少量清淡流质开始逐渐增量,以不出现腹胀、恶心、呕吐为原则。合并消化系统疾病者请遵守消化内科医师指导。

■ 离开恢复室需有人陪伴,禁止自行驾车或骑自行车、电动车离开。麻醉结束后24小时内请不要饮酒,不要驾驶或进行精细、高危工作。

■ 出现病情异常变化时请及时随诊。麻醉科联系电话:

以上情况已告知患者或家属。

患者(家属)签名_____   _____年___月___日

————————————————————

①1mmHg≈0.133kPa。

第八章

日间病历

入出院记录

姓名_____ 性别_____ 年龄_____ 病案号_____ 科别_____ 床号_____

出生日期：	职业：
婚姻状况：	联系地址：
出生地：	联系电话：
民族：	其他：
病史陈述者：	与患者关系：
入院时间：	出院时间：

主诉：

入院情况：

入院诊断：

诊疗经过：

出院情况：

出院诊断：

出院医嘱：

注意事项：

出院带药：

随访计划：

主刀医师签名：_____

时间：_____年____月____日____时____分

入院/术前评估记录单

姓名_____ 性别_____ 年龄_____ 病案号_____ 科别_____ 床号_____

入院/术前诊断:_____

既往疾病史:□无　□有_____

食物、药物过敏史:□无　□有_____

月经史:

目前服用的药物:□无　□有

药物名称:　　用法:　　用量:　　本次住院是否继续使用:

成瘾药物:□无　□有

药物名称:　　用法:　　用量:　　本次住院是否继续使用:

一般情况(填写代码:1. 正常　2. 异常,非手术禁忌　3. 手术禁忌)

心脏:　肺部:　肝功能:　肾功能:　血常规:　凝血功能:

专科情况:

辅助检查:

手术指征:

拟施手术名称和方式:

拟施麻醉方式:

术前准备:

注意事项:

诊疗计划:

出院计划:

主刀医师签名:_____

时间:_____年___月___日___时___分

出院评估记录单

姓名＿＿＿＿ 性别＿＿＿＿ 年龄＿＿＿＿ 病案号＿＿＿＿ 科别＿＿＿＿ 床号＿＿＿＿

观察项目	测试水平	分值	评分
生命体征	呼吸及意识状况恢复至基础水平,血压和脉搏与术前基线比较变化小于20%	2	
	呼吸及意识状况恢复至基础水平,血压和脉搏与术前基线比较变化幅度为20%～40%	1	
	呼吸及意识状况未恢复至基础水平,或血压和脉搏与术前基线比大于20%	0	
活动水平	步态平稳,无头晕或接近术前的水平	2	
	活动需要帮助	1	
	不能走动	0	
恶心呕吐	轻度:口服药物可以控制	2	
	中度:需要使用肌肉注射药物	1	
	重度:需要反复用药	0	
疼痛	疼痛可以通过口服镇痛药物控制,疼痛的部位、类型与术后不适的预期等	2	
	可以耐受	1	
	不能耐受	0	
外科出血	轻度:不需要更换敷料	2	
	中度:需要换药次数2次以上	1	
	重度:需更换3次以上敷料	0	
合计分值: 分			

注:满分10分,凡累计总分不低于9分者,有成年家属陪同,方可离院。

医师签名:＿＿＿＿＿＿＿＿＿＿＿＿＿＿＿

时间:＿＿＿年＿＿月＿＿日＿＿时＿＿分

手术及术后首次病程记录

姓名_____ 性别_____ 年龄_____ 病案号_____ 科别_____ 床号_____

手术开始时间:　　　　　　　　　　手术结束时间:

术前诊断:　　　　　　　　　　　　术后诊断:

手术名称:　　　　　　　　　　　　手术人员:

麻醉方式:　　　　　　　　　　　　麻醉医师:

手术切除标本:术中送检　无□　有□,冰冻切片结果:

　　　　　　术后送检　无□　有□

术中并发症:无□　有□　　　术中失血量:约　　mL　　术中输血量:约　　mL

手术简要经过(包括"术中所见"):

术后情况及诊疗计划:

术后注意事项:

医师签名:_____　　　　　　时间:___年_月_日_时_分

患者或代理人签名:_____　　时间:___年_月_日_时_分

日间诊疗病情记录单

患者姓名_____ 性别_____ 年龄_____ 病案号_____ 科室_____ 床号_____

时间	体温	脉搏	呼吸	血压	氧饱和度	疼痛	ADL	压疮	跌倒	病情记录	签名

出院医嘱执行:
离院去向:□回家 □当地医院 □提供科室联系电话
离院方式:□步行 □轮椅 □复诊时间_____
交通工具:□私家车 □出租车 □公共交通 □出院宣教:□心理 □饮食 □药物 □功能锻炼 □自我监测
出院后照料者:_____ □带管 □后续治疗 □转科:病区_____
□患者家属签字: □转院:_____

变异:
□无
□有 原因_____

护士签名:_____
时间:_____

单位:T:℃;P:次/分钟;R:次/分钟;BP:mmHg;SpO_2:%;血糖:mmol/L;体重:kg;身高:cm;ADL分级:一级为无须依赖100分,二级为轻度依赖:61~99分,三级为中度依赖:41~60分,四级为重度依赖:≤40分;BMI=体重/身高²(kg/m²)。

日间手术评估/交接记录单

患者姓名＿＿＿＿　性别＿＿＿＿　年龄＿＿＿＿　病案号＿＿＿＿　科室＿＿＿＿　床号＿＿＿＿

确认点	入院	术前病区	手术室	交接科室 PACU	术后病区
时间		/	/	/	
护士签名					

交接内容

现状(S)：
疾病诊断：
手术名称：
□禁食　□禁饮　□备皮
精神状态：□配合　□焦虑　□悲伤　□恐惧　□抑郁　□其他
□知情同意书　手术及配合知晓：□是　□否

背景(B)：
基本信息及表现　□无　□不详　□有：
过敏史及用药　□无　□不详　□有：
疾病史及用药　□无　□不详　□有：
疼痛体验及用药　□无　□有：

评估(A)：

术前病区：
□身份确认＿＿
T＿＿　BP＿＿　P＿＿　R＿＿
疼痛＿＿
血糖＿＿　体重＿＿　身高＿＿　BMI＿＿　ADL＿＿　压疮＿＿　跌倒＿＿
末次月经时间＿＿
饮酒　□无　□有：
吸烟　□无　□有：
吸毒　□无　□有：
术前检查　□无　□有：
手术名称：
手术部位＿＿
□头面部;□颈部;□胸部;□腹部;
□背部;□肢体:□左　□右
□其他
麻醉方式　□局麻　□全麻
□其他
术前宣教　□专科疾病　□饮食　□宣教单　□药物　□物品
皮肤完整性：□完整　□不完整
管道　□无　□有：
备注＿＿

手术室：
□身份确认＿＿
BP＿＿　P＿＿　R＿＿
疼痛＿＿
□药物：＿＿
□管道：＿＿
□物品：＿＿
皮肤完整性：□完整　□不完整
□备注

PACU：
□身份确认＿＿
BP＿＿　P＿＿　R＿＿
疼痛＿＿
□药物：＿＿
□管道：＿＿
□物品：＿＿
变异原因　□无　□有：
皮肤完整性：□完整　□不完整
□备注

术后病区：
□备用床　□备氧　□备吸引器、监护仪器
□通知医生
术后体位：□去枕平卧　□半卧　□平卧
其他＿＿
意识：＿＿
疼痛评分＿＿　T＿＿　BP＿＿　P＿＿　R＿＿　SpO$_2$＿＿
跌倒评分＿＿　压疮评分＿＿
ADL＿＿
伤口渗液：□无　□有：□淡血性;□血性;
□淡黄色　其他：
伤口包扎：□完好;□完整;□胶布脱胶;□其他:
伤口引流管：□无　□有　□固定妥
静脉通路：□无　□留置针;□CVC;□其他
皮肤完整性：□完整　□不完整
级别护理：□特护　□一级　□二级
饮食：□禁食　□普食　□半流质　□流质
其他＿＿
吸氧　□面罩　□鼻塞
静脉给药　□无　□有：　心电监护:□有□无
止痛药　□无　□有：　口服给药:□有□无
术后护理＿＿　雾化给药:□有□无
专科护理＿＿
□严密病情观察　□伤口管理指导
□用药指导:□副反应　□注意事项
□心理指导:重视患者主诉,消除焦虑
□专科宣教:
医师补充　□无　□有：
医师签名：

建议(R)：
□无　□有：（入院）
□无　□有：（术前病区）
□无　□有：（手术室）
□无　□有：（PACU）
□无　□有：（术后病区）

医师签名：
患者代理人签名：

备注:手术名称代码:01宫颈锥切术(示例)

第九章

急诊留抢/留观病历

急诊留抢/留观记录

□初诊　　□复诊　　上次就诊时间：＿＿＿＿＿＿

主　诉：＿＿＿＿＿＿＿＿＿＿＿＿＿＿＿＿＿＿＿＿＿＿＿＿＿＿＿＿＿＿＿＿＿＿＿

现病史：＿＿＿＿＿＿＿＿＿＿＿＿＿＿＿＿＿＿＿＿＿＿＿＿＿＿＿＿＿＿＿＿＿＿＿

既往史：

过敏史：＿＿＿＿＿＿＿＿＿＿＿＿＿＿＿＿＿＿＿＿＿＿＿＿＿＿＿＿＿＿＿＿＿＿＿

疾病史：＿＿＿＿＿＿＿＿＿＿＿＿＿＿＿＿＿＿＿＿＿＿＿＿＿＿＿＿＿＿＿＿＿＿＿

用药史：＿＿＿＿＿＿＿＿＿＿＿＿＿＿＿＿＿＿＿＿＿＿＿＿＿＿＿＿＿＿＿＿＿＿＿

手术史：＿＿＿＿＿＿＿＿＿＿＿＿＿＿＿＿＿＿＿＿＿＿＿＿＿＿＿＿＿＿＿＿＿＿＿

外伤史：＿＿＿＿＿＿＿＿＿＿＿＿＿＿＿＿＿＿＿＿＿＿＿＿＿＿＿＿＿＿＿＿＿＿＿

其　他：＿＿＿＿＿＿＿＿＿＿＿＿＿＿＿＿＿＿＿＿＿＿＿＿＿＿＿＿＿＿＿＿＿＿＿

婚育史：＿＿＿＿＿＿＿＿＿＿＿＿＿＿＿＿＿＿＿＿＿＿　妊娠状态：＿＿＿＿＿＿

家族史：＿＿＿＿＿＿＿＿＿＿＿＿＿＿＿＿＿＿＿＿＿＿＿＿＿＿＿＿＿＿＿＿＿＿＿

体格检查：

血压：＿＿＿＿／＿＿＿＿mmHg　　　体温：部位＿＿＿＿℃　　　脉搏：＿＿＿＿次/分

呼吸：＿＿＿＿次/分　　　　　　　血氧饱和度：＿＿＿＿%　　　心率：＿＿＿＿次/分

身高：＿＿＿＿cm　　　　　　　　体重：＿＿＿＿kg　　　　　体表面积：＿＿＿＿

视力:左＿＿＿右＿＿＿　　　　　高危跌倒：＿＿＿＿　　　　眼压:左＿＿＿右＿＿＿

查体内容：＿＿＿＿＿＿＿＿＿＿＿＿＿＿＿＿＿＿＿＿＿＿＿＿＿＿＿＿＿＿＿＿＿＿＿

诊断：

序号	部位	诊断名称	确诊/待查	补充说明	ICD码

离室小结：

入院原因：

目前重要的病情发现：

当前诊断：

已进行的操作、用药及其他治疗：

患者目前情况：

患者去向：

医师签名：＿＿＿＿＿＿＿＿＿＿＿＿＿＿

签名时间：＿＿年＿月＿日＿时＿分

急诊留抢/留观病案首页

医疗机构_____（组织机构代码：_____）

医疗付费方式：□1. 城镇职工基本医疗保险　□2. 城镇居民基本医疗保险

　　　　　　　□3. 新型农村合作医疗　□4. 贫困救助

　　　　　　　□5. 商业医疗保险　□6. 全公费　□7. 全自费　□8. 其他社会保险

　　　　　　　□9. 其他

第_____次留抢　　　　　　　　　　　　　　　病案号：_____

姓名：_____　性别：□男　□女　出生日期：_____　年龄：_____　国籍：_____

民族：_____　职业：_____　工作单位：_____　婚姻状况：_____

身份证号：_____　现住址：_____　电话：_____

关系人姓名：_____　关系：_____　住址：_____　电话：_____

预检时间：_____　预检分级：_____　接诊时间：_____　首诊科室：_____

入院途径：□1. 本地120　□2. 外地120　□3. 门诊转入　□4. 自行来院

留抢时间：_____　留抢科别：_____　转科科室：_____

离抢时间：_____　实际留抢：_____小时

离抢方式：1. 住院科室_____；急诊手术□有　□无　2. 医嘱离院　□3. 医嘱转院,拟

接收医疗机构名称：_____　□4. 非医嘱离院　□5. 死亡　□6. 其他

转运途径：□1. 步行　□2. 轮椅　□3. 平车　□4. 病床　□5. 其他

首诊诊断：_____　疾病编码：_____

诊断	离抢诊断	疾病编码	诊断	离抢诊断	疾病编码
主要诊断			主要诊断		
其他诊断			其他诊断		

手术/操作情况

手术/操作名称	手术/操作日期	手术/操作医生

药物过敏：□无　□有,过敏药物：_____

血型：□1. A　□2. B　□3. AB　□4. O　□5. 不详　□6. 未查

Rh：□1. 阴性　□2. 阳性　□3. 不详　□4. 未查

主管医师：_____　经管医师：_____　责任护士：_____

留抢费用(元):总费用：_____

第十章

产科病历

产科门诊病历

一、产前检查记录

姓名:＿＿＿＿＿　年龄:＿＿＿＿　病案号:＿＿＿＿＿　初诊日期:＿＿＿＿年＿＿月＿＿日

身份证号:□□□□□□□□□□□□□□□□□□□户籍地址:	
籍贯:　　　文化程度:　　　职业:　　　　工作单位:	
联系电话:　　　　月经周期:＿＿＿天　孕次:＿＿＿　产次:＿＿＿　结婚年龄:＿＿＿岁	
末次月经:　年　月　日　　预产期:　年　月　日　　孕前体重:　　kg	
丈夫姓名:　　　出生年月:　年　月　身份证号:□□□□□□□□□□□□□□□□□□	
工作单位:　　　　职业:　　　　联系电话:	

主诉:

简要病史:

NT值:＿＿＿mm,鼻骨:可见/未见
早期唐筛:21-三体:＿＿＿/＿＿＿＿＿;18-三体:＿＿＿/＿＿＿＿＿;
中期唐筛:21-三体:＿＿＿/＿＿＿＿＿;18-三体:＿＿＿/＿＿＿＿＿;NTD:阴性/阳性;
既往史(重大疾病及手术史、传染病史、早期病毒感染、服药史、接触X线、化学物质等):
无殊/有,高血压、糖尿病、心脏病、肝肾疾病、其他
食物、药物过敏史:无殊/有
个人史:无殊/有
夫妻双方家族史(精神疾病、遗传病及新生儿缺陷等):无殊/有

孕产史														
孕次	生产年月	流产	早产	足月产	分娩方式					产后情况	小孩情况			
					平产	产钳	臀位产	剖宫产	剖宫产原因		性别	存亡	死亡原因	出生体重
孕　　周					体格检查									

续表

体重	kg	身高	cm	血压	/	mmHg	基础血压	/	mmHg	甲状腺		乳头		浮肿
心脏		肺		肝		脾		肾						

产科检查:宫高　　cm　　腹围　　cm　　先露　　衔接　　胎位　　胎心　　bmp

骨盆测量:髂棘间径　　cm　　髂嵴间径　　cm　　骶耻外径　　cm　　坐骨结节间径　　cm

主要诊断:

处理:

1. 自数胎动,如有异常,及时就诊

2. 定期产检,下次产检_____周后

3. OGTT血糖:空腹_____mmol/L,餐后1h_____mmol/L,餐后2h_____mmol/L

4. 其他

医生签名:_____

日期:_____年____月____日

二、复查记录

日期	孕周	体重(kg)	血压(mmHg)	蛋白尿	浮肿	皮肤瘙痒	宫高(cm)	腹围(cm)	先露	衔接	胎位	胎心(bmp)	宫缩	宫口	疼痛评分	复诊时间	记录者
月 日	处理：																
月 日	处理：																
月 日	处理：																
月 日	处理：																
月 日	处理：																
月 日	处理：																
月 日	处理：																

三、医　嘱

时间	医嘱	医师签名

四、产后检查记录

产褥经过	
生殖器复旧情况	外阴:切口:无/有,愈合:甲、乙、丙级 阴道:分泌物:血性/白色/淡黄;异味:无/有 宫颈:缺如 　　　光滑/糜烂:轻/中/重;　举痛:无/有; 子宫:缺如 　　　大小:正常/如　大;质地:软/中/硬; 　　　位置:前/中/后;压痛:无/有;活动度:可/固定 双附件:包块:无/有　压痛:无/有

脉搏:

血压:
　　　/　mmHg

乳房:

处理:

医师签名:
　　　年　　月　　日

产后检查记录	
日期	

产科常规病历

一、入院记录

姓名_____　　病区_____　　床号_____　　病案号_____

姓名：　　　　　　孕/产次：　　　　　　预产期：

年龄：　　　　　　国籍：　　　　　　　入院日期：

婚姻：　　　　　　丈夫姓名：　　　　　联系电话：

民族：　　　　　　地址：

主诉：

现病史：

既往史：_____糖尿病史，_____冠心病史，_____高血压史，_____肝炎_____结核病等传染病史，_____手术外伤史，_____心脏疾病史，_____肺疾病史，_____按计划预防接种史，_____食物过敏史，_____药物过敏史，_____输血史。

个人史：出生于_____，_____外地居住史。_____疫水疫源接触史，_____烟酒嗜好。_____性伴侣；文化程度_____；职业_____；家庭关系：_____。

月经史：经量_____；_____痛经；白带_____

婚姻生育史：_____岁结婚；丈夫年龄_____；健康情况_____

　　　　　足月产_____早产_____流产_____存活_____

　　　　　第一次妊娠：

　　　　　第二次妊娠：

　　　　　……

家庭史：父亲_____；母亲_____；_____兄弟_____；_____姐妹_____。_____遗传病史，_____肿瘤病史；_____传染病史。

二、体格检查

姓名_____　　病区_____　　床号_____　　病案号_____

一般情况	体温：　　℃　　脉搏：　　次/分　　呼吸：　　次/分　　血压：　/　mmHg 身高：　cm　　体重：　kg　　　　　　　　基础血压：　/　mmHg 意识:清晰　　体位:自主　　步态:平稳
皮肤黏膜	色泽：　　　　　　皮疹：　　　　　　　瘀斑： 出血点：　　　　黄染(巩膜、皮肤)：　　　　水肿：
心脏	心率：　次/分　　　　心律：　　　　　病理性杂音：
肺脏	
肝脏	脾脏：
脊柱四肢	肾脏：　　　　肾区压痛：
其他	
产科检查	骨盆测量:髂棘间径：　　,髂嵴间径　　,骶耻外径　　,坐骨结节间径 宫底高：　cm,腹围　　cm,先露【先露】,衔接【衔接】 胎数：　　胎 A胎位：　　　　A胎心：　　次/分　　A胎儿体重估计：　　　g B胎位： 宫缩：【宫缩】　　间歇：　　分　　持续：　秒
阴道检查	【阴道检查】　　　　　　　　宫颈评分:【宫颈评分】
胎膜	【胎膜】　　羊水性状:【羊水】　　羊水量:【羊水量】
宫口	cm　　先　露:V＝　【　】　cm

辅助检查

初步诊断	修正诊断
医师签名　【修改者】/	医师签名　【修改人】
日期	日期　【修改日期】

三、产前记录

科室_____ 床号_____ 姓名_____ 性别_____ 年龄_____ 病案号_____

日期	时间	体温	心率/脉搏	血压	呼吸/SpO₂	胎动（次/时）	胎心（次/分）	宫缩 持续/间歇	宫缩 强度	羊水	宫颈评分	宫口（cm）	V=cm	特殊用药 药名	特殊用药 滴/分	记录	签名

宫缩持续/间歇:□（ ）秒（ ）分 □无 □偶有 □不规则
羊水:□未破 □未见 □清 □Ⅰ° □Ⅱ° □Ⅲ° □血性　　强度:□弱 □中弱 □中 □强
胎动次/时（ ） 胎心次/分（ ） 宫口cm（ ） V=cm（ ）

四、分娩记录

姓名_____ 性别_____ 科别_____ 床号_____ 病案号_____

___

破膜: 年 月 日 时 分 破膜方式 后羊水: 后羊水性状 量约: mL

宫缩开始时间: 年 月 日 时 分 第一产程: 时 分

宫口开全: 年 月 日 时 分 第二产程: 时 分

胎儿娩出: 年 月 日 时 分 第三产程: 时 分

胎盘娩出: 年 月 日 时 分 总产程: 时 分

娩出胎位:娩出胎位 分娩方式:分娩方式 其他:

胎盘: 重量: g 大小: * * cm³ 钙化点:

完整性:

胎膜: 颜色:颜色

脐带:长: cm 绕颈: 圈 绕体: 圈 其他:

新生儿:性别: 体重: 克 出生情况:

Apgar评分: 1分钟: 5分钟:

处理:

新生儿去向:

会阴:

麻醉方式:

手术指征:

手术方式:手术方式1 手术方式2

产后出血:数量 mL 子宫收缩: 血压: / mmHg 脉搏: 次/分

诊断:

补充记录:

纱布清点:操作前 块 操作中增加 块 操作后 块

纱布清点者:

接生者: 填表者:

五、分娩镇痛记录单

姓名：　　　　　年龄：　　　　　病案号：　　　　　日期：

心率：　　　　　呼吸：　　　　　氧饱和度：　　　　　ASA 1 2 3 4 5 6

镇痛时间：

镇痛用药：

镇痛方式：　　　　　　　　　　　　　　　　镇痛者：

时间	VAS评分	Bromage分级	血压(mmHg)	氧饱和度(%)	脉搏(次/分)	追加要物剂量(mL)	签名

备注:该表格由初始执行分娩镇痛的麻醉医师填写,此后追加药物由分娩室管理产程护士填写。

六、催产素点滴记录

病案号＿＿＿＿＿＿＿＿

姓名：　　　　年　月　日

时间	催产素浓度（mL）	滴数	BP	P	胎心	宫缩		宫口	先露高低	附注	签名
						强度	持续间隔				

七、产后2小时母亲观察记录

姓名_____　性别_____　年龄_____　科室__待产室__　床号_____　病案号_____

时间	血压（mmHg）	脉搏次/分	血氧饱和度（%）	子宫底高度	子宫质地	阴道流血量（mL）	阴道流血颜色	膀胱充盈	会阴	便意感	其他记录	签名

备注:该表格为分娩室护士填写。

八、产后记录表格

姓名_____　性别_____　年龄_____　科室_____　床号_____　病案号_____

日期	产后日数	乳房			子宫		恶露			会阴	签名
		乳量	胀度	乳头	宫底高度	压痛	色	量	异味		
	1	＋	不胀	不破		无	暗红	中	无	无红肿	
备注											
	2	＋	不胀	不破		无	暗红	中	无	无红肿	
备注											
	3	＋	不胀	不破		无	暗红	中	无	无红肿	
备注											
备注											
备注											

注:＋＋为乳量充足;＋为乳量足;±为乳量不足

九、产后护理记录单

姓名＿＿＿　床号＿＿＿　科室＿＿＿　病案号＿＿＿　分娩方式＿＿＿　麻醉方式＿＿＿

日期	时间	体温(℃)	脉搏(次/分)	呼吸(次/分)	血压mmHg	血氧饱和度(%)	VAS评分	麻醉泵	跌倒评分	排气	腹胀	伤口渗血	排尿方式	尿量(mL)	尿色	乳汁	乳胀	宫底	阴道流血	活动	饮食类型	进食情况	补充记录	签名

备注：该表格由病区护士填写。

十、出院记录

姓名_____ 性别_____ 年龄_____ 科室_____ 床号_____ 病案号_____

入院日期						
分娩日期						
出院日期						
分娩方式						
分娩经过						
出院情况	体温		子宫复旧	脐下　　指	恶露	量
	臭味	无	会阴伤口	Ⅱ级		
	其他					
出院诊断						
切口愈合等级：						
出院医嘱	1. 产后42天本院产后门诊复查 2. 阴道出血多随诊 3. 注意休息营养 4. 禁止盆浴性生活42天 5. 阴道流血多于月经或一月未干净、腹痛、发热需复诊 6. 带回： 7. 适当活动,警惕产褥期栓塞性疾病发生,如有异常及时相关科室就诊 8. 监测血压,合理饮食及休息,如有异常随时就诊,日后定期内科随诊					

住院(或以上)医生签名：_____

备注：如有特殊情况在"其他"中详细描述。

十一、新生儿出生记录

姓名_____ 病区_____ 床号_____ 病案号_____

母亲年龄:		职业:	住址:			
第 胎第 产,周龄 周			胎位:		分娩方式:	
新生儿出生时间:			性别:	体重: g	身长: cm	
破膜:		羊水性状:	羊水量: mL	后羊水性状:	后羊水量: mL	

母亲情况	产前诊断: 孕 产 孕 周 待产	产时母亲用药:
	HBsAg: ,HBeAg: ,RPR: ,TPPA:	
	血型: ,Rh: ,其他	

宫内窘迫:

产时新生儿抢救措施:
①   ②吸羊水: ③呼吸支持: ④   ⑤
□保暖及   □洗耳球   □常压输氧   □空气   □胸外心   □肾上腺素: mg
摆正体位   □吸痰管   □面罩法人工呼吸   □混合氧   脏按压   □生理盐水: mL
      □气管插管   □插管法人工呼吸   □纯氧   □5%碳酸氢钠: mL
                           □注射用水: mL

脐带:绕颈 圈 绕体 圈   □脱垂   □过长 cm   □过短 cm

产程:第二产程: 时 分   总产程: 时 分

婴儿畸形或异常记录:

婴儿去向:

补充记录:

时间	血糖(mmol/L)	观察期间异常情况及处理记录	签名

婴儿出生时APGAR评分								
体征	0分	1分	2分	1分	5分	分	分	分
心跳数分钟	无	<100	>100					
呼吸情况	无	浅哭声小	佳哭声响					
肌肉张力	松弛	四肢屈曲	四肢活动					
颈足底或鼻导管插鼻反应	无	蹙眉微动	哭咳嗽					
皮肤颜色	青紫苍白	体红肢紫	全身红					
总分数								

接生者: 填表者:

十二、新生儿入室体检记录

姓名:		病区:		床号:		病案号:	
婴儿性别:		体重: g		出生时评分 分			
第 胎 第 产 周龄 分娩方式 羊水: 破膜 小时混浊Ⅰ,Ⅱ,Ⅲ 发臭 过多 过少							
mL							

初入室体检录	一般情况: 面色 呻吟,气促,口唇青紫,口吐白沫,鼻扇,哭声
	头面部:
	五 官:
	胸 廓: 心肺:
	腹:
	肛门,生殖器: 四肢关节: 活动: 肌张力:
	神经征:掌口反射存在 无 扩髋反射存在 无 拥抱反射存在 无 握持反射存在 无
	其 他:
	初步印象: 检查日期: 签名:

病程记录

日期	时间		签名

十三、新生儿出院记录

姓名：　　　　　　病区：　　　　　　床号：　　　　　　病案号：

出院时间：　　年　　月　　日
出院时情况：
脐带:脱落、未脱　　　　　　脐孔:干燥、潮湿、红肿
皮肤:正常、红臀Ⅰ、Ⅱ、Ⅲ度、尿布疹、小脓疱、糜烂
其他异常发现：
出院时体重：　　　g
护士签名：
出院诊断:1.　胎　产　周龄　难/平　产　活婴　健康出院　自动出院
2.
3.
4.
5.
出院医嘱:1.脐残端消毒1～2次/日,直至脐脱落、干燥。若脐部红肿、脓性分泌物、活动性出血,建议就诊
2.注意黄疸程序和消退时间。若黄疸明显加深,或生后2周(早产儿3周)黄疸未退,建议就诊
3.生后42天婴儿门诊健康检查;有异常及时就诊
4.出院后常规补充维生素D 400U/d
5.
转院、死亡日期：　　年　　月　　日　　时　　分
转院、死亡诊断：
1.
2.
3.
4.
5.
医师签名：

十四、新生儿脚印

姓名_____ 病区_____ 床号_____ 病案号_____

婴儿右足脚印	
母亲左手 食指印	

产科表格化病历

一、入院记录

姓名：	入院日期： 年 月 日 午 时 分			
病历：	全身检查：			
病区　床号	年龄	体温　　脉搏　　血压		
国籍	民族	一般发育	营养:佳,中,劣	
婚姻	丈夫姓名	表情	合作:佳,中,劣	
联系电话	地址	皮肤		
第一次产前检查妊周　产前检查共　次		淋巴结		
妊次：	末次月经：	头		
产次：	预产期：	眼耳		
月经周期天/天		鼻唇		
		舌咽喉		
入院主诉		牙		
		颈		
现病史		胸	乳房乳头	
		心		
		肺		
		腹肝脾		
		肾	脊柱	
		肛门	会阴	
		四肢	腱反射	
		浮肿		
接收产前宣传　有　无		产科检查		
既往生产史：		子宫底：　胎位		
流产　次　早产　次　足月产　次		胎心　　先露:固定,半定,浮		
末次生产日期		骨盆外测量:髂棘间径　cm,髂嵴间径　cm,骶耻外径　cm,坐骨结节间径　cm		
妊娠情况		宫缩肛查		
分娩情况		备注		
产褥情况		辅助检查		
现有子女:男　人,女　人				
既往史及其他手术异常情况				
		初步诊断		
注:以(—)代表正常。于适宜之项目上正方划"√"号签名				

二、住院待产检查记录

姓名＿＿＿＿＿＿　　　　　　　　　　　　病案号＿＿＿＿＿＿

日期	时间	血压	浮肿	尿蛋白	宫底	胎位	胎心	先露底	备注	签名

三、催产素点滴记录

姓名＿＿＿＿＿＿＿　　　　　　　　　病案号＿＿＿＿＿＿＿

时间	催产素浓度（mL）	滴数	B·P	P	胎心	宫缩		宫口	先露高低	附注	签名
						强度	持续/间隔				

四、分娩记录

姓名_____　性别____　年龄___岁　科室_____　床号_____　病案号_____

破　膜			后羊水：		量约：	mL
宫缩开始			第一产程	时		分
宫口开全			第二产程	时		分
胎儿娩出			第三产程	时		分
胎盘娩出			总 产 程	时		分
分娩体位						
第一产程非药物镇痛方式			第二产程自由体位			
娩出胎位		分娩方式：	其他：			
胎　盘		重　量： g	大小： cm³		钙化点：	
	完整性：		粗糙 cm³		缺　损 cm³	
	胎盘异常处理情况：					
胎　膜		颜　色：	异常处理情况：			
脐　带	长： cm	绕颈： 圈	绕体： 圈		其他：	
新生儿	性别：	体重：	出生情况：			
	Apgar评分：	1分钟： 分	5分钟： 分		破膜方式：	
	处理					
	新生儿去向：		原因：			
会　阴						
麻醉方式						
手术指征						
手术方式						
产后出血	数量 mL	子宫收缩：	血压 /mmHg		脉搏 次/分	
诊　断						
补充记录						
纱布清点	操作前　块,操作中增加　块,操作后　块			纱布清点者：		
接生者：			填表者：			

备注:分娩记录由产房护士根据产程及分娩情况填写,如分娩经过顺利,表格化填写即可。如发生产后出血、宫颈裂伤、严重会阴裂伤、肩难产、新生儿窒息等情况,在补充记录中描述,而且医生需详细记录病程记录。

五、产后2小时母亲观察记录

姓名_____　性别_____　年龄_____　科室_____　待产室_____　床号_____　住院号_____

时间	血压(mmHg)	脉搏(次/分)	血氧饱和度%	子宫底高度	子宫质地	阴道流血量(mL)	阴道流血颜色	膀胱充盈	会阴	便意感	其他记录	签名

备注：该表格为分娩室护士填写。

六、产后记录

姓名＿＿＿＿＿＿＿　　　　　　　　　　　病案号＿＿＿＿＿＿＿

日期	产后日数	乳腺			子宫底高度	恶露		会阴	附注	签名
		乳量	涨度	乳头		质	量			

乳量:＋＋充足
　　　＋足
　　　±不足

七、产科出院记录

姓名_____　　　　　　　　　　　　　病案号_____

入院日期出院日期 预产期分娩日期 年龄妊次产次 入院主诉 产前异常情况(包括治疗经过):	产后情况 子宫复旧 会阴 乳房 其他
	主要化验结果
入院后待产情况	手术
临产异常情况	出院医嘱: 产后随诊日期: 计划生育宣教:方法介绍 掌握程度: 处方:
分娩情况:顺产、手术产:麻醉 手术指征: 产式会阴情况切开撕裂 其他异常情况	
	出院诊断: 1. 2. 3.
婴儿出生情况	
婴儿出院情况	签名: 日期:

第十一章

儿科病历（含新生儿病历）

儿科住院病历

姓名_____　性别_____　病区_____　床号_____　病案号_____

民族：_____　　出生地：_____

学校：_____　　家长姓名：_____

现住址：_____　电话：_____

入院时间：_____

记录时间：_____

供史者：_____

主诉：

现病史：

过去史： 咳嗽气喘史：

胸闷心悸史：

腹痛腹泻史：

多饮多尿史：

浮肿少尿史：

尿频尿痛史：

抽搐史：

出血史：

过敏史：

药物过敏史：

传染病史：

手术外伤史：

输血史：

其他： 重大疾病史和治疗史：

个人史： 出生史： 出生地：

长期居住地：

胎产次：G P

出生体重： kg

难产史：

喂养史：

偏食：

生长发育史：

月经史(女)：

预防接种史：卡介苗

其他

家族史： 家中类似疾病：

家族遗传病：

直系亲属死亡：

近亲结婚：

父母亲：

结核史：

出血史：

兄弟、姐妹：

其他：

体格检查记录

姓名＿＿＿＿　　　性别＿＿＿＿　　　病区＿＿＿＿　　　床号＿＿＿＿　　　病案号＿＿＿＿

一般情况：意识　　脉搏＿＿＿次/分　　呼吸＿＿＿次/分　　血压＿＿＿mmHg　　体温＿＿＿℃

　　　　　体位　　病容　　　　　　　体重＿＿＿kg　　　身高＿＿＿cm　　　合作

皮肤、黏膜：色泽　弹性　　　　　　水肿　　　　　　皮疹

　　　　　　出血　　　　　　　　　皮温　　　　　　毛细血管充盈时间　　　秒

浅表淋巴结：未及肿大

头部及其器官：外形　　　　　　听力粗测　　　眼结膜

　　　　　　　巩膜　　　　　　瞳孔　　　　　鼻通气

　　　　　　　鼻旁窦压痛　　　乳突压痛　　　口腔黏膜

　　　　　　　舌黏膜　　　　　咽部　　　　　扁桃体

颈部：软硬度　　　　　　　　气管位置　　　甲状腺

　　　颈静脉

胸部：外形　　　　　　　　　肋间隙　　　　乳房

肺脏：呼吸运动　　　　　　　叩诊音

　　　呼吸音　　　　　　　　啰音

心脏：心率　　次/分　　　　心律　　　　　心音

　　　杂音　　　　　　　　　震颤　　　　　心尖冲动

血管：周围血管征

腹部：外形　　　　　　　　　蠕动波　　　　腹壁紧张度

　　　压痛　　　　　　　　　反跳痛　　　　包块

　　　肝脏

　　　胆囊

　　　脾脏

　　　肾区叩痛　　　　　　　肠鸣音　　　　移动性浊音

外生殖器：

直肠、肛门：

四肢、脊柱：

神经系统：肌张力　　　　　　四肢肌力　　　膝腱反射

Babinski征　　　　　　　　　其他：

体格检查记录(专科情况)

姓名_____　　性别_____　　病区_____　　床号_____　　病案号_____

哭声　　　　　　　面色　　　　　　　　前囟：　　　cm× 　　　cm

头围　　　cm　　　胸围　　　cm　　　　腹壁皮下脂肪　　　cm

眼球活动　　　　　瞳孔大小：左　　　mm　右　　　mm　　对光反应

腹壁反射　　　　　提睾反射(男)

专科小结：

辅助检查：

初步诊断：　　　　　　　　　　　修正诊断：

医师签名：_____　　　　　医师签名：_____

　__年__月__日　　　　　　　　　__年__月__日

新生儿住院病历

姓名_____ 性别_____ 病区_____ 床号_____ 病案号_____

父母姓名:_____ 籍贯:_____

供 史 者:_____ 电话:_____

入院时间:_____ 出生地:_____

记录时间:_____ 住址:_____

民族:_____

主诉:_____

现病史:

既往史:黄疸第   天   时出现   第   消失

出生史:第   胎   第   产   出生体重   g
胎龄   周   单   胎-妊娠   分娩方式
早产可能原因
羊水早破   小时   羊水情况不详   生后窒息   出生时Apgar1分钟评分   分
出生时Apgar5分钟评分   分   胎盘异常   脐带情况
其他情况
出生时治疗
母分娩用药(麻醉药,镇静药)

喂养史:喂糖水时间   开奶时间 生后   小时
每次量   间隔时间   性质

过敏史:无

其他:无异常

家庭史:父亲年龄   岁   工种   健康情况
母亲年龄   岁   工种   健康情况
(外)祖父母
家族遗传病
妊娠期健康状况
孕期用药
既往妊娠及分娩情况

近亲婚配:
患儿兄弟姐妹健康状况

姓名_____ 性别_____ 病区_____ 床号_____ 病案号_____

体格检查

一般测量:体温 ℃ 脉率 次/分 呼吸 次/分 血压 mmHg

体重 g 身长 cm 头围 cm 胸围 cm

一般情况:外貌: 神志: 哭声: 反应:

四肢动作: 呻吟: 呼吸节律:

皮肤:弹性 水肿 黄疸: 皮疹:

分布: 其他:

皮肤硬肿:硬肿:头面部 % 两上肢 % 躯干 % 臀及两下肢 %

总面积 硬度

头面部:前囟: cm平坦 骨缝: 血肿:

眼:巩膜 角膜 瞳孔

光反射 眼球凝视 震颤

鼻:分泌物 扇动 畸形 耳:分泌物 耳郭 畸形

口腔:黏膜 分泌物 咽: 舌:

颈部: 上腭: 其他:

胸部:胸廓畸形 呼吸运动 三凹征

肺脏:叩诊 听诊:呼吸音 啰音

心脏:心率 次/分 心律 心音

杂音:位置 性质 震颤

传导

腹部:肠型 包块 脐

肝:肋下 cm 剑突下 cm 脾肋下 cm

叩诊 肠鸣音

姓名_____ 性别_____ 病区_____ 床号_____ 病案号_____

外生殖器:男:睾丸 阴囊皱襞 鞘膜积液 尿道下裂

女:阴唇、阴蒂发育 阴道分泌物 尿道下裂 其他畸形

肛门:畸形 其他 四肢活动 肌张力

脊柱四肢:畸形

神经反射:觅食 吸吮 吞咽 拥抱 握持

其他:

附:新生儿胎龄评估表(胎龄周数= 总分+ = 周)(初生7天内者评分)

足底纹理: 乳头形式:

指甲: 皮肤组织:

新生儿专科小结:

辅助检查:

初步诊断: 修正诊断:

医师签名:_____ 医师签名:_____

___年___月___日 ___年___月___日

第十二章

中医病历

入院记录

病区：　　　　　　　　床号：　　　　　　　　病案号：

姓名：　　　性别：　　　出生日期：　　　　出生地：

职业：　　　民族：　　　婚姻：　　　病史陈述者：

发病节气：　　　入院时间：　　　记录时间：

主诉：

现病史：

既往史：

个人史：

婚育史：

家族史：

体格检查：

专科情况：

四诊摘要：

辅助检查：

入院诊断：

　　　　中医诊断（主要诊断、证型）

　　　　西医主要诊断

　　　　西医其他诊断

医师签名：_____

_____年___月___日

体格检查表

一般情况:体温　　　　　脉搏　　　　　呼吸　　　　　血压

　　　　　神色　　　　　形态　　　　　语声　　　　　气息

　　　　　舌像　　　　　脉象　　　　　体重　　　　　身高

　　　　　检查合作　　　　　　　　　　其他

皮肤、黏膜:色泽　　　　　水肿　　　　　皮疹　　　　　出血

浅表淋巴结:

头部及其器官:外形　　　眼睑　　　　　听力初测

　　　　　　　结膜　　　　巩膜　　　　　瞳孔

　　　　　　　鼻通气　　　鼻旁窦压痛　　乳突压痛

　　　　　　　口腔黏膜　　扁桃体

颈　　　　部:软硬度　　　气管位置　　　甲状腺

　　　　　　　颈动脉　　　颈静脉

胸　　　　部:外形　　　　肋间隙　　　　乳房

肺　　　　脏:呼吸运动

　　　　　　　叩诊音　　　呼吸音　　　　啰音

心　　　　脏:心率　　　　心律　　　　　心音

　　　　　　　杂音

血　　　　管:周围血管征

腹　　　　部:外形　　　　蠕动波　　　　腹壁紧张度

　　　　　　　压痛　　　　反跳痛　　　　包块

　　　　　　　肝脏

　　　　　　　胆囊

　　　　　　　脾脏

　　　　　　　肾区叩痛　　肠鸣音　　　　移动性浊音

泌尿、生殖器:

直肠、肛门:

四肢、脊柱:

神经系统:四肢肌力　　　肌张力　　　　膝反射

　　　　　Babinski氏征　其他

医师签名:＿＿＿＿＿＿＿＿＿＿＿＿＿＿＿＿

时间:＿＿＿＿年＿＿月＿＿日＿＿时＿＿分

出院记录

入院日期：

出院日期：

住院天数：

入院中医诊断：

入院西医诊断：

出院中医诊断：

出院西医诊断：

入院情况：

诊治经过：

出院情况（包括患者主要全身局部情况及主要疾病的转归或疗效）：

出院医嘱（包括患者出院注意事项、后续治疗方案与带药、中医调护等，对每个患者病情需要应有针对性）：

医师签名：_____

_____年____月____日

死亡记录

入院日期：   死亡时间：

入院情况（含入院诊断）：

诊治经过：

死亡原因：

死亡诊断：

医师签名：_____

_____年____月____日

附

录

附录1

浙江省日间病历书写规范（试行）

第一章 相关基本概念

第一条 日间诊疗是满足患者短期住院观察治疗需求的诊疗服务模式,住院时间一般不超过24小时。诊疗对象包括日间手术和日间非手术(如化疗)两类住院患者。因病情需要延期住院的特殊病例,其住院时间不超过48小时。

第二条 日间手术是"患者在一日(24小时)内入出院完成的手术或操作",是有计划进行的,不含门诊手术。

第三条 日间病历是患者接受日间诊疗服务的医疗记录,是基于《病历书写基本规范》而制定的专用病历。

本规范所指的日间病历适用于日间手术或日间非手术患者住院病历的书写,不包括非计划性的24小时内入出院。

第二章 日间病历书写要求

第四条 日间病历的书写要求参照国家卫生计生委[①]《病历书写基本规范》的相关规定;突出患者入院准入、入院/术前评估、病情及诊疗记录、出院评估、出院后随访及非预期出院等方面书写要求。

第五条 医疗机构推行日间诊疗服务模式,应制定相应的收治范围,日间手术实行病种准入,对符合收治范围的住院患者,书写日间病历。

第六条 日间病历入出院记录书写参照《病历书写基本规范》中24小时内入出院记录的要求。内容包括患者的基本情况、主诉、入院情况、诊疗经过、出院情况、出院医嘱、医师签名等。

入院情况应记录患者的主要症状特点、伴随症状及诊断相关阳性或阴性资料、入院前评估、入院诊断等。日间手术病历应包括入院/术前评估记录单;医疗机构也可根据日间病房收治病种特点,制定相应的专科入院评估记录单。

出院情况应记录患者出院时的一般情况、症状与体征、相关检查结果、出院诊断等;日间手术患者应填写出院评估记录单。

---

①现调整为国家卫生健康委员会,以下同。

出院医嘱包括出院注意事项、出院带药、随访计划等。出院注意事项应具体明确，注明发生特殊情况的应急处理措施、联系电话等；随访计划应明确首次及后续随访安排，委托其他医疗机构随访的应在随访计划中说明。出院医嘱应以书面形式交给患方。

日间手术病历入出院记录、入院/术前及出院评估记录应由主刀医师审核签名；非手术日间病历应由主管医师审核签名。

第七条　在患者入院时医师应向患者告知有关的注意事项及风险，具体可在入院告知书或其他相关诊疗知情同意书中予说明，内容包括：

（1）患者经入院前评估，符合日间诊疗收住标准。

（2）日间诊疗住院时限。

（3）可能的延期出院或转专科治疗风险。

（4）出院后可能再次入院治疗的风险。

（5）出院后随访有关事项。

第八条　患者因达不到出院标准无法在24小时内出院(延期住院)的特殊病例，应在诊疗经过后记录患者延期住院的原因，并告知患者或代理人。

第九条　患者延期住院(48小时内)仍达不到出院标准或发生非预期病情变化、意外死亡等情况，应按以下要求书写病历。

（1）患者转入普通住院流程管理，应在诊疗经过后记录患者的病情及留院进一步治疗的原因，并告知患者或代理人，同时书写转科或转普通住院的相关记录。

（2）患者转科或转普通住院后，应按照一般住院病历书写要求书写入院记录、首次病程记录及日常病程记录等。入院记录中入院时间以日间诊疗入院时间为准，病历书写时限考核以转入时间为准来计算，日间诊疗未按计划出院的情况应在入院记录中说明。

（3）患者出院前应有评估患者达到出院标准的记录，并由相应的主管医师核准签名。病案首页中入院时间以日间诊疗的入院时间为准，相关的日间病历内容等完善后附于该病历之后，不单独填写首页。

（4）患者发生死亡的，应详细记录抢救经过、死亡时间、死亡原因、死亡诊断等，并按规定做好死亡讨论记录。

第十条　日间病历入出院记录应当于患者出院后24小时内完成；入院/术前评估记录单应在患者术前完成，出院评估记录单应在患者离院前完成，日间手术围手术期病历书写时限按照现有规范执行。

第十一条　日间病历不再书写首次病程记录，若患者发生病情变化时应及时记录病情、采取的措施及效果等。

第十二条　患者于入院前完成的辅助检查医嘱内容应纳入日间病历医嘱记录，医嘱下达、执行时间以实际时间为准；将相关的辅助检查结果纳入本次住院的日间病历归档。

第十三条 日间手术病历还应符合围手术期病历书写要求,内容包括术前主刀查房记录、术前小结、手术知情同意书、麻醉知情同意书、手术安全核查及风险评估记录、手术记录、麻醉术前访视记录、麻醉/复苏记录、麻醉术后访视记录、手术清点记录、术后首次病程及谈话记录等。

术前主刀查房记录、术前小结可与入院评估有关内容合并书写,参见入院/术前评估记录单。

手术记录、术后首次病程及谈话记录可合并书写,参见手术及术后首次病程记录单。

患者接受有创诊疗操作的,按有创操作管理要求,书写有创操作记录,应将操作术后注意事项向患者言明。有创操作前,应对患者的身份、拟行操作及操作前的准备情况进行安全核查并记录。

第十四条 具备条件开设麻醉门诊从而对有需要的日间手术患者开展麻醉风险评估的,应完善门诊麻醉评估记录,并将记录内容纳入日间病历归档。

第十五条 医疗机构应结合本单位日间手术准入病种建立相应的随访标准,建立日间手术患者随访记录,具备条件的医疗机构可将随访记录纳入患者的日间病历归档。

第十六条 日间病历的病情记录、诊疗及护理记录应体现医务记录的一致性,鼓励具备条件的医疗机构实施医务"一体化"病历。日间手术病历还应突出患者入院时、送手术室前、到达手术室、到达复苏室(PACU)、到达术后病区时对患者的评估及交接内容。

第十七条 本规范未涉及内容参考国家卫生计生委《病历书写基本规范》执行。

附录2

病案首页部分项目填写说明

一、基本要求

（一）凡本次修订的病案首页与前一版病案首页相同的项目，未就项目填写内容进行说明的，仍按照《卫生部关于修订下发住院病案首页的通知》（卫医发〔2001〕286号）执行。

（二）签名部分可由相应医师、护士、编码员手写签名或使用可靠的电子签名。

（三）凡栏目中有"□"的，应当在"□"内填写适当阿拉伯数字。栏目中没有可填写内容的，填写"—"。如：联系人没有电话，在电话处填写"—"。

（四）疾病编码：指患者所罹患疾病的标准编码。目前按照全国统一的ICD-10编码执行。

（五）病案首页背面中空白部分留给各省级卫生行政部门结合医院级别类别增加具体项目。

二、部分项目填写说明

（一）"医疗机构"指患者住院诊疗所在的医疗机构名称，按照《医疗机构执业许可证》登记的机构名称填写。组织机构代码目前按照WS218-2002卫生机构（组织）分类与代码标准填写，代码由8位本体代码、连字符和1位检验码组成。

（二）医疗付费方式分为：1. 城镇职工基本医疗保险；2. 城镇居民基本医疗保险；3. 新型农村合作医疗；4. 贫困救助；5. 商业医疗保险；6. 全公费；7. 全自费；8. 其他社会保险；9. 其他。应当根据患者付费方式在"□"内填写相应阿拉伯数字。其他社会保险指生育保险、工伤保险、农民工保险等。

（三）健康卡号：在已统一发放"中华人民共和国居民健康卡"的地区填写健康卡号码，尚未发放"健康卡"的地区填写"就医卡号"等患者识别码或暂不填写。

（四）"第N次住院"指患者在本医疗机构住院诊治的次数。

（五）病案号：指本医疗机构为患者住院病案设置的唯一性编码。原则上，同一患者在同一医疗机构多次住院应当使用同一病案号。

（六）年龄：指患者的实足年龄，为患者出生后按照日历计算的历法年龄。年龄满1周岁的，以实足年龄的相应整数填写；年龄不足1周岁的，按照实足年龄的月龄填写，以分数形式表示：分数的整数部分代表实足月龄，分数部分分母为30，分子为不足1个月的天数，如"2月"代表患儿实足年龄为2个月又15天。

（七）从出生到28天为新生儿期。出生日为第0天。产妇病历应当填写"新生儿出生体重"；新生儿期住院的患儿应当填写"新生儿出生体重""新生儿入院体重"。新生儿出生体重指患儿出生后第一小时内第一次称得的重量，要求精确到10g；新生儿入院体重指患儿入院时称得的重量，要求精确到10g。

（八）出生地：指患者出生时所在地点。

（九）籍贯：指患者祖居地或原籍。

（十）身份证号：除无身份证号或因其他特殊原因无法采集者外，住院患者入院时要如实填写18位身份证号。

（十一）职业：按照国家标准《个人基本信息分类与代码》（GB/T2261.4）要求填写，共13种职业：11. 国家公务员、13. 专业技术人员、17. 职员、21. 企业管理人员、24. 工人、27. 农民、31. 学生、37. 现役军人、51. 自由职业者、54. 个体经营者、70. 无业人员、80. 退（离）休人员、90. 其他。根据患者情况，填写职业名称，如：职员。

（十二）婚姻：指患者在住院时的婚姻状态。可分为：1. 未婚；2. 已婚；3. 丧偶；4. 离婚；9. 其他。应当根据患者婚姻状态在"□"内填写相应阿拉伯数字。

（十三）现住址：指患者来院前近期的常住地址。

（十四）户口地址：指患者户籍登记所在地址，按户口所在地填写。

（十五）工作单位及地址：指患者在就诊前的工作单位及地址。

（十六）联系人"关系"：指联系人与患者之间的关系，参照《家庭关系代码》国家标准（GB/T4761）填写：1. 配偶，2. 子，3. 女，4. 孙子、孙女或外孙子、外孙女，5. 父母，6. 祖父母或外祖父母，7. 兄、弟、姐、妹，8. 其他。根据联系人与患者实际关系情况填写，如：孙子。对于非家庭关系人员，统一使用"其他"，并可附加说明，如：同事。

（十七）入院途径：指患者收治入院治疗的来源，经由本院急诊、门诊诊疗后入院，或经由其他医疗机构诊治后转诊入院，或其他途径入院。

（十八）转科科别：如果超过一次以上的转科，用"→"转接表示。

（十九）实际住院天数：入院日与出院日只计算一天，例如：2011年6月12日入院，2011年6月15日出院，计住院天数为3天。

（二十）门（急）诊诊断：指患者在住院前，由门（急）诊接诊医师在住院证上填写的门（急）诊诊断。

（二十一）出院诊断：指患者出院时，临床医师根据患者所做的各项检查、治疗、转归以及门急诊诊断、手术情况、病理诊断等综合分析得出的最终诊断。

1. 主要诊断：指患者出院过程中对身体健康危害最大，花费医疗资源最多，住院时间最长的疾病诊断。外科的主要诊断指患者住院接受手术进行治疗的疾病；产科的主要诊断指产科的主要并发症或伴随疾病。

2. 其他诊断：除主要诊断及医院感染名称（诊断）外的其他诊断，包括并发症和合并症。

（二十二）入院病情：指对患者入院时病情评估情况。将"出院诊断"与入院病情进行比较，按照"出院诊断"在患者入院时是否已具有，分为：1. 有；2. 临床未确定；3. 情况不明；4. 无。根据患者具体情况，在每一出院诊断后填写相应的阿拉伯数字。

1. 有：对应本出院诊断在入院时就已明确。例如，患者因"乳腺癌"入院治疗，入院前已经钼靶、针吸细胞学检查明确诊断为"乳腺癌"，术后经病理亦诊断为乳腺癌。

2. 临床未确定：对应本出院诊断在入院时临床未确定，或入院时该诊断为可疑诊断。例如：患者因"乳腺恶性肿瘤不除外""乳腺癌"或"乳腺肿物"入院治疗，因少病理结果，肿物性质未确定，出院时有病理诊断明确为乳腺癌或乳腺纤维瘤。

3. 情况不明：对应本出院诊断在入院时情况不明。例如：乙型病毒性肝炎的窗口期、社区获得性肺炎的潜伏期，因患者入院时处于窗口期或潜伏期，故入院时未能考虑此诊断或主观上未能明确此诊断。

4. 无：在住院期间新发生的，入院时明确无对应本出院诊断的诊断条目。例如：患者出现围术期心肌梗死。

（二十三）损伤、中毒的外部原因：指造成损伤的外部原因及引起中毒的物质，如：意外触电、房屋着火、公路上汽车翻车、误服农药。不可以笼统填写车祸、外伤等。应当填写损伤、中毒的标准编码。

（二十四）病理诊断：指各种活检、细胞学检查及尸检的诊断，包括术中冰冻的病理结果。填写病理标本编号。

（二十五）药物过敏：指患者在本次住院治疗以及既往就诊过程中，明确的药物过敏史，并填写引发过敏反应的具体药物，如：青霉素。

（二十六）死亡患者尸检：指对死亡患者的机体进行剖验，以明确死亡原因。非死亡患者应当在"□"内填写"—"。

（二十七）血型：指在本次住院期间进行血型检查明确，或既往病历资料能够明确的患者血型。根据患者实际情况填写相应的阿拉伯数字：1. A；2. B；3. O；4. AB；5. 不详；6. 未查。如果患者无既往血型资料，本次住院也未进行血型检查，则按照"6. 未查"填写。"Rh"根据患者血型检查结果填写。

（二十八）签名。

1. 医师签名要能体现三级医师负责制。三级医师指住院医师、主治医师和具有副主任医师以上专业技术职务任职资格的医师。在三级医院中,病案首页中"科主任"栏签名可以由病区负责医师代签,其他级别的医院必须由科主任亲自签名,如有特殊情况,可以指定主管病区的负责医师代签。

2. 责任护士:指在已开展责任制护理的科室,负责本患者整体护理的责任护士。

3. 编码员:指负责病案编目的分类人员。

4. 质控医师:指对病案终末质量进行检查的医师。

5. 质控护士:指对病案终末质量进行检查的护士。

6. 质控日期:由质控医师填写。

(二十九)手术及操作编码:目前按照全国统一的ICD-9-CM-3编码执行。表格中第一行应当填写本次住院的主要手术和操作编码。

(三十)手术级别:指按照《医疗技术临床应用管理办法》(卫医政发〔2009〕18号)要求,建立手术分级管理制度。根据风险性和难易程度不同,手术分为四级,填写相应手术级别对应的阿拉伯数字:

1. 一级手术(代码为1):指风险较低、过程简单、技术难度低的普通手术;

2. 二级手术(代码为2):指有一定风险、过程复杂程度一般、有一定技术难度的手术;

3. 三级手术(代码为3):指风险较高、过程较复杂、难度较大的手术;

4. 四级手术(代码为4):指风险高、过程复杂、难度大的重大手术。

(三十一)手术及操作名称:指手术及非手术操作(包括诊断及治疗性操作,如介入操作)名称。表格中第一行应当填写本次住院的主要手术和操作名称。

(三十二)切口愈合等级,按以下要求填写:

切口分组	切口等级/愈合类别	内涵
0类切口		手术,但体表无切口或腔镜手术切口
Ⅰ类切口	Ⅰ/甲	无菌切口/切口愈合良好
	Ⅰ/乙	无菌切口/切口愈合欠佳
	Ⅰ/丙	无菌切口/切口化脓
	Ⅰ/其他	无菌切口/出院时切口愈合情况不确定
Ⅱ类切口	Ⅱ/甲	沾染切口/切口愈合良好
	Ⅱ/乙	沾染切口/切口愈合欠佳
	Ⅱ/丙	沾染切口/切口化脓
	Ⅱ/其他	沾染切口/出院时切口愈合情况不确定
Ⅲ类切口	Ⅲ/甲	感染切口/切口愈合良好
	Ⅲ/乙	感染切口/切口愈合欠佳
	Ⅲ/丙	感染切口/切口化脓
	Ⅲ/其他	感染切口/出院时切口愈合情况不确定

1. 0类切口：指经人体自然腔道进行的手术以及经皮腔镜手术，如经胃腹腔镜手术、经脐单孔腹腔镜手术等。

2. 愈合等级"其他"：指出院时切口未达到拆线时间，切口未拆线或无须拆线，愈合情况尚未明确的状态。

（三十三）麻醉方式：指为患者进行手术、操作时使用的麻醉方法，如全麻、局麻、硬膜外麻等。

（三十四）离院方式：指患者本次住院出院的方式，填写相应的阿拉伯数字。主要包括：

1. 医嘱离院（代码为1）：指患者本次治疗结束后，按照医嘱要求出院，回到住地进一步康复等情况。

2. 医嘱转院（代码为2）：指医疗机构根据诊疗需要，将患者转往相应医疗机构进一步诊治，用于统计"双向转诊"开展情况。如果接收患者的医疗机构明确，需要填写转入医疗机构的名称。

3. 医嘱转社区卫生服务机构/乡镇卫生院（代码为3）：指医疗机构根据患者诊疗情况，将患者转往相应社区卫生服务机构进一步诊疗、康复，用于统计"双向转诊"开展情况。如果接收患者的社区卫生服务机构明确，需要填写社区卫生服务机构/乡镇卫生院名称。

4. 非医嘱离院（代码为4）：指患者未按照医嘱要求而自动离院，如：患者疾病需要住院治疗，但患者出于个人原因要求出院，此种出院并非由医务人员根据患者病情决定，属于非医嘱离院。

5. 死亡（代码为5）：指患者在住院期间死亡。

6. 其他（代码为9）：指除上述5种出院去向之外的其他情况。

（三十五）是否有出院31天内再住院计划：指患者本次住院出院后31天内是否有诊疗需要的再住院安排。如果有再住院计划，则需要填写目的，如：进行二次手术。

（三十六）颅脑损伤患者昏迷时间：指颅脑损伤的患者昏迷的时间合计，按照入院前、入院后分别统计，间断昏迷的填写各段昏迷时间的总和。只有颅脑损伤的患者需要填写昏迷时间。

（三十七）住院费用：总费用指患者住院期间发生的与诊疗有关的所有费用之和，凡可由医院信息系统提供住院费用清单的，住院病案首页中可不填写。已实现城镇职工、城镇居民基本医疗保险或新农合即时结报的地区，应当填写"自付金额"。

住院费用共包括以下10个费用类型：

1. 综合医疗服务类：各科室共同使用的医疗服务项目发生的费用。

（1）一般医疗服务费：包括诊查费、床位费、会诊费、营养咨询等费用。

（2）一般治疗操作费：包括注射、清创、换药、导尿、吸氧、抢救、重症监护等费用。

（3）护理费：患者住院期间等级护理费用及专项护理费用。

（4）其他费用：病房取暖费、病房空调费、救护车使用费、尸体料理费等。

2. 诊断类：用于诊断的医疗服务项目发生的费用

（1）病理诊断费：患者住院期间进行病理学有关检查项目费用。

（2）实验室诊断费：患者住院期间进行各项实验室检验费用。

（3）影像学诊断费：患者住院期间进行透视、造影、CT、磁共振检查、B超检查、核素扫描、PET等影像学检查费用。

（4）临床诊断项目费：临床科室开展的其他用于诊断的各种检查项目费用。包括有关内镜检查、肛门指诊、视力检测等项目费用。

3. 治疗类

（1）非手术治疗项目费：临床利用无创手段进行治疗的项目产生的费用。包括高压氧舱、血液净化、精神治疗、临床物理治疗等。临床物理治疗指临床利用光、电、热等外界物理因素进行治疗的项目产生的费用，如放射治疗、放射性核素治疗、聚焦超声治疗等项目产生的费用。

（2）手术治疗费：临床利用有创手段进行治疗的项目产生的费用。包括麻醉费及各种介入、孕产、手术治疗等费用。

4. 康复类：对患者进行康复治疗产生的费用。包括康复评定和治疗。

5. 中医类：利用中医手段进行治疗产生的费用。

6. 西药类：包括有机化学药品、无机化学药品和生物制品费用。

（1）西药费：患者住院期间使用西药所产生的费用。

（2）抗菌药物费用：患者住院期间使用抗菌药物所产生的费用，包含于"西药费"中。

7. 中药类：包括中成药和中草药费用。

（1）中成药费：患者住院期间使用中成药所产生的费用。中成药是以中草药为原料，经制剂加工制成各种不同剂型的中药制品。

（2）中草药费：患者住院期间使用中草药所产生的费用。中草药主要由植物药（根、茎、叶、果）、动物药（内脏、皮、骨、器官等）和矿物药组成。

8. 血液和血液制品类：

（1）血费：患者住院期间使用临床用血所产生的费用，包括输注全血、红细胞、血小板、白细胞、血浆的费用。医疗机构对患者临床用血的收费包括血站供应价格、配血费和储血费。

（2）白蛋白类制品费：患者住院期间使用白蛋白的费用。

（3）球蛋白类制品费：患者住院期间使用球蛋白的费用。

（4）凝血因子类制品费：患者住院期间使用凝血因子的费用。

（5）细胞因子类制品费：患者住院期间使用细胞因子的费用。

9. 耗材类：当地卫生、物价管理部门允许单独收费的耗材。按照医疗服务项目所属类别对一次性医用耗材进行分类。"诊断类"操作项目中使用的耗材均归入"检查用一次性医用材料费"；除"手术治疗"外的其他治疗和康复项目（包括"非手术治疗""临床物理治疗""康复""中医治疗"）中使用的耗材均列入"治疗用一次性医用材料费"；"手术治疗"操作项目中使用的耗材均归入"手术用一次性医用材料费"。

（1）检查用一次性医用材料费：患者住院期间检查检验所使用的一次性医用材料费用。

（2）治疗用一次性医用材料费：患者住院期间治疗所使用的一次性医用材料费用。

（3）手术用一次性医用材料费：患者住院期间进行手术、介入操作时所使用的一次性医用材料费用。

10. 其他类：患者住院期间未能归入以上各类的费用总和。

附录3

住院病案首页数据填写质量规范（暂行）

第一章 基本要求

第一条 为提高住院病案首页数据质量,促进精细化、信息化管理,为医院、专科评价和付费方式改革提供客观、准确、高质量的数据,提高医疗质量,保障医疗安全,依据《中华人民共和国统计法》《病历书写基本规范》等相关法律法规,制定本规范。

第二条 住院病案首页是医务人员使用文字、符号、代码、数字等方式,将患者住院期间相关信息精炼汇总在特定的表格中,形成的病例数据摘要。

住院病案首页包括患者的基本信息、住院过程信息、诊疗信息、费用信息。

第三条 住院病案首页填写应当客观、真实、及时、规范,项目填写完整,准确反映住院期间的诊疗信息。

第四条 住院病案首页中常用的标量、称量应当使用国家计量标准和卫生行业通用标准。

第五条 住院病案首页应当使用规范的疾病诊断和手术操作名称。诊断依据应在病历中可追溯。

第六条 疾病诊断编码应当统一使用ICD-10,手术和操作编码应当统一使用ICD-9-CM-3。

使用疾病诊断相关分组(DRGs)开展医院绩效评价的地区,应当使用临床版ICD-10和临床版ICD-9-CM-3。

第七条 医疗机构应当建立病案质量管理与控制工作制度,确保住院病案首页数据质量。

第二章 填写规范

第八条 入院时间是指患者实际入病房的接诊时间;出院时间是指患者治疗结束或终止治疗离开病房的时间,其中死亡时间是指其死亡时间;记录时间应当精确到分钟。

第九条 诊断名称一般由病因、部位、临床表现、病理诊断等要素构成。

出院诊断包括主要诊断和其他诊断(并发症和合并症)。

第十条　主要诊断一般是患者住院的理由,原则上应选择本次住院对患者健康危害最大、消耗医疗资源最多、住院时间最长的疾病诊断。

第十一条　主要诊断选择的一般原则。

(1) 病因诊断能包括疾病的临床表现,则选择病因诊断作为主要诊断。

(2) 以手术治疗为住院目的的,则选择与手术治疗相一致的疾病作为主要诊断。

(3) 以疑似诊断入院,出院时仍未确诊,则选择临床高度怀疑、倾向性最大的疾病诊断作为主要诊断。

(4) 因某种症状、体征或检查结果异常入院,出院时诊断仍不明确,则以该症状、体征或异常的检查结果作为主要诊断。

(5) 疾病在发生发展过程中出现不同危害程度的临床表现,且本次住院以某种临床表现为诊治目的,则选择该临床表现作为主要诊断。

疾病的临终状态原则上不能作为主要诊断。

(6) 本次住院仅针对某种疾病的并发症进行治疗时,则该并发症作为主要诊断。

第十二条　住院过程中出现比入院诊断更为严重的并发症或疾病时,按以下原则选择主要诊断。

(1) 手术导致的并发症,选择原发病作为主要诊断。

(2) 非手术治疗或出现与手术无直接相关性的疾病,按第十条选择主要诊断。

第十三条　肿瘤类疾病按以下原则选择主要诊断。

(1) 本次住院针对肿瘤进行手术治疗或进行确诊的,选择肿瘤为主要诊断。

(2) 本次住院针对继发肿瘤进行手术治疗或进行确诊的,即使原发肿瘤依然存在,选择继发肿瘤为主要诊断。

(3) 本次住院仅对恶性肿瘤进行放疗或化疗时,选择恶性肿瘤放疗或化疗为主要诊断。

(4) 本次住院针对肿瘤并发症或肿瘤以外的疾病进行治疗的,选择并发症或该疾病为主要诊断。

第十四条　产科的主要诊断应当选择产科的主要并发症或合并症。没有并发症或合并症的,主要诊断应当由妊娠、分娩情况构成,包括宫内妊娠周数、胎数(G)、产次(P)、胎方位、胎儿和分娩情况等。

第十五条　多部位损伤,以对健康危害最大的损伤或主要治疗的损伤作为主要诊断。

第十六条　多部位灼伤,以灼伤程度最严重部位的诊断为主要诊断。在同等程度灼伤时,以面积最大部位的诊断为主要诊断。

第十七条　以治疗中毒为主要目的的,选择中毒为主要诊断,临床表现为其他诊断。

第十八条　其他诊断是指除主要诊断以外的疾病、症状、体征、病史及其他特殊情况,包括并发症和合并症。

并发症是指一种疾病在发展过程中引起的另一种疾病,后者即为前者的并发症。

合并症是指一种疾病在发展过程中出现的另外一种或几种疾病,后发生的疾病不是由前一种疾病引起的。合并症可以是入院时已存在的,也可以是入院后新发生或新发现的。

第十九条　填写其他诊断时,先填写主要疾病并发症,后填写合并症;先填写病情较重的疾病,后填写病情较轻的疾病;先填写已治疗的疾病,后填写未治疗的疾病。

第二十条　下列情况应当写入其他诊断。

入院前及住院期间与主要疾病相关的并发症;现病史中涉及的疾病和临床表现;住院期间新发生或新发现的疾病和异常所见;对本次住院诊治及预后有影响的既往疾病。

第二十一条　由于各种原因导致原诊疗计划未执行且无其他治疗出院的,原则上选择拟诊疗的疾病为主要诊断,并将影响原诊疗计划执行的原因(疾病或其他情况等)写入其他诊断。

第二十二条　手术及操作名称一般由部位、术式、入路、疾病性质等要素构成。

多个术式时,主要手术首先选择与主要诊断相对应的手术。对于一般是技术难度最大、过程最复杂、风险最高的手术,应当填写在首页手术操作名称栏中的第一行。

既有手术又有操作时,按手术优先原则,依手术、操作时间顺序逐行填写。

仅有操作时,首先填写与主要诊断相对应的、主要的治疗性操作(特别是有创的治疗性操作),后依时间顺序逐行填写其他操作。

第三章　填报人员要求

第二十三条　临床医师、编码员及各类信息采集录入人员,在填写病案首页时应当按照规定的格式和内容及时、完整和准确填报。

第二十四条　临床医师应当按照本规范要求填写诊断及手术操作等诊疗信息,并对填写内容负责。

第二十五条　编码员应当按照本规范要求准确编写疾病分类与手术操作代码。临床医师已做出明确诊断,但书写格式不符合疾病分类规则的,编码员可按分类规则实施编码。

第二十六条　医疗机构应当做好住院病案首页费用归类,确保每笔费用类别清晰、准确。

第二十七条　信息管理人员应当按照数据传输接口标准及时上传数据,确保住院病案首页数据完整、准确。

附录4

住院病案首页数据质量管理与控制指标
（2016版）

一、住院病案首页填报完整率

定义:住院病案首页填报完整率是指首页必填项目完整填报的病案份数占同期出院病案总数的比例。

住院病案首页项目填报完整率是指 n 份病案首页填报的必填项目之和占 n 份病案首页全部必填项目总数的比例。

计算公式:

$$病案首页填报完整率 = \frac{首页必填项目完整填报的病案份数}{检查出院病案总数} \times 100\%$$

$$病案首页项目填报完整率 = \frac{n份病案首页填报的必填项目之和}{n份病案首页全部必填项目总数} \times 100\%$$

意义:反映医疗机构填报住院病案首页的总体情况,是衡量住院病案首页数据质量的基础指标,是应用首页数据客观评价医院服务能力和医疗质量的工作基础。

二、主要诊断选择正确率

定义:主要诊断选择正确率是指主要诊断选择正确的病案数占同期出院病案总数的比例。

计算公式:

$$主要诊断选择正确率 = \frac{病案首页主要诊断选择正确的病案数}{检查出院病案总数} \times 100\%$$

意义:主要诊断是病种质量管理、临床路径管理的数据基础,也是应用DRGs这一评价工具对医院进行绩效评估的重要依据。主要诊断选择正确率是评估诊疗措施适宜性的重要指标,反映医疗机构及其医师的临床能力及诊治水平。

三、主要手术及操作选择正确率

定义:主要手术及操作选择正确率是指主要手术及操作选择正确的病案数占

同期有手术及操作的出院病案总数的比例。

计算公式：

$$主要手术及操作选择正确率 = \frac{主要手术及操作选择正确的病案数}{同期有手术及操作的出院病案总数} \times 100\%$$

意义：主要手术及操作信息是病种质量管理、临床路径管理的数据基础，也是对医院进行技术能力及绩效评价的重要依据。

四、其他诊断填写完整正确率

定义：其他诊断填写完整正确率是指其他诊断填写完整正确的病案数占同期出院病案总数的比例。

计算公式：

$$其他诊断填写完整正确率 = \frac{其他诊断填写完整正确的病案数}{同期出院病案总数} \times 100\%$$

意义：其他诊断（包括并发症和合并症）体现患者疾病的危重及复杂程度，是保障诊断相关分组（DRGs）客观准确的重要数据。其他诊断填写完整正确率能够更客观地反映医疗机构及其医师的临床能力及诊治水平。

五、主要诊断编码正确率

定义：主要诊断编码正确率是指主要诊断编码正确的病案数占同期出院病案总数的比例。

计算公式：

$$主要诊断编码正确率 = \frac{主要诊断编码正确的病案数}{同期出院病案总数} \times 100\%$$

意义：主要诊断编码正确率是反映医疗机构病案编码质量的重要指标，对正确统计医院及地区疾病谱、支撑DRGs分组和医疗机构绩效评估均具有重要意义。

六、其他诊断编码正确率

定义：其他诊断编码正确率是指其他诊断编码正确的病案数占同期出院病案总数的比例。

计算公式：

$$其他诊断编码正确率 = \frac{其他诊断编码正确的病案数}{同期出院病案总数} \times 100\%$$

意义：其他诊断编码正确率是反映医疗机构病案编码质量的重要指标，对正确统计医院及地区疾病谱、支撑DRGs分组和医疗机构绩效评估均具有重要意义。

七、手术及操作编码正确率

定义：手术及操作编码正确率是指手术及操作编码正确的病案数占同期有手

术及操作记录的出院病案总数的比例。

计算公式:

$$手术及操作编码正确率＝\frac{手术及操作编码正确的病案数}{同期有手术及操作记录的出院病案总数}\times100\%$$

意义:手术及操作编码正确率是反映医疗机构病案编码质量的重要指标,对重要病种质量评价、临床路径质量分析具有重要意义。编码员应当根据国际疾病分类规则对临床实施的手术操作准确编写ICD-9-CM-3手术操作代码。

八、病案首页数据质量优秀率

定义:病案首页数据质量优秀率是指病案首页数据质量优秀的病案数占同期出院病案总数的比例。

计算公式:

$$病案首页数据质量优秀率＝\frac{病案首页数据质量优秀的病案数}{同期出院病案总数}\times100\%$$

意义:病案首页数据质量优秀率是全面反映病案首页数据填报质量的主要指标。医疗机构应当对住院病案首页数据质量进行全面管理,使首页内容填报全面、准确。

九、医疗费用信息准确率

定义:医疗费用信息准确率是指医疗费用信息准确的病案数占同期出院病案总数的比例。

计算公式:

$$医疗费用信息准确率＝\frac{医疗费用信息准确的病案数}{同期出院病案总数}\times100\%$$

意义:医疗费用信息准确率是医疗费用分析的重要指标,用于评价医院是否启用标准收费字典库及按照收费分类要求进行信息系统改造,并对照接口标准准确上传住院医疗费用信息。

十、病案首页数据上传率

定义:病案首页数据上传率是指上传首页数据的病案数占同期出院病案总数的比例。

计算公式:

$$病案首页数据上传率＝\frac{上传首页数据的病案数}{同期出院病案总数}\times100\%$$

意义:病案首页数据上传率是反映医疗机构首页数据导出及信息上传的完整性,是利用首页数据客观评价医院服务能力和医疗质量的工作基础。

附录5

住院病案首页必填项目列表

序号	项目	信息分类	序号	项目	信息分类
1	医疗机构	住院信息	39	ABO血型	诊疗信息
2	组织机构代码	诊疗信息	40	Rh血型	诊疗信息
3	第　　次住院	住院信息	41	(主要手术)名称	诊疗信息
4	入院途径	住院信息	42	(主要手术)级别	诊疗信息
5	入院时间	住院信息	43	(主要手术)切口愈合等级	诊疗信息
6	入院科别	住院信息	44	(主要手术)麻醉方式	诊疗信息
7	(入院)病房	住院信息	45	(入院前)颅脑损伤时间	诊疗信息
8	转科科别	住院信息	46	(入院后)颅脑损伤时间	诊疗信息
9	出院时间	住院信息	47	(重症监护室)名称	诊疗信息
10	出院科别	住院信息	48	(重症监护室)进入时间	诊疗信息
11	(出院)病房	住院信息	49	(重症监护室)转出时间	诊疗信息
12	实际住院天数	住院信息	50	医疗付费方式	病人信息
13	科主任	住院信息	51	病案号	病人信息
14	主任(副主任)医师	住院信息	52	姓名	病人信息
15	主治医师	住院信息	53	性别	病人信息
16	住院医师	住院信息	54	出生日期	病人信息
17	责任护士	住院信息	55	年龄	病人信息
18	编码员	住院信息	56	国籍	病人信息
19	(主要手术)日期	住院信息	57	出生地(省、市、县)	病人信息
20	(主要手术)术者	住院信息	58	籍贯	病人信息
21	(主要手术)I助	住院信息	59	民族	病人信息
22	(主要手术)II助	住院信息	60	身份证号	病人信息
23	(主要手术)麻醉医师	住院信息	61	职业	病人信息
24	离院方式	住院信息	62	婚姻	病人信息
25	是否有31天内再次入院计划	住院信息	63	现住址(省、市、县、街道)	病人信息

续表

序号	项目	信息分类	序号	项目	信息分类
26	日常生活能力评定量表得分(入院)	住院信息	64	现住址电话	病人信息
27	日常生活能力评定量表得分(出院)	住院信息	65	现住址邮编	病人信息
28	门急诊诊断	诊疗信息	66	户口地址(省、市、县、街道)	病人信息
29	门急诊诊断编码	诊疗信息	67	户口地址邮编	病人信息
30	(主要出院诊断)名称	诊疗信息	68	工作单位及地址	病人信息
31	(主要出院诊断)入院病情	诊疗信息	69	工作单位电话	病人信息
32	(主要出院诊断)疗效	诊疗信息	70	工作单位邮编	病人信息
33	(主要出院诊断)编码	诊疗信息	71	联系人姓名	病人信息
34	损伤中毒的外部原因	诊疗信息	72	联系人关系	病人信息
35	损伤中毒的外部原因编码	诊疗信息	73	联系人地址	病人信息
36	病理号(有一次住院多个标本的可能)	诊疗信息	74	联系人电话	病人信息
37	病理诊断	诊疗信息	75	住院总费用	费用信息
38	有无药物过敏	诊疗信息	76	自付费用	费用信息

注:必填栏不能为空项,没有可填写内容时填写"—"。

附录6

住院病案首页数据质量评分标准

医院名称　　　　　　　　　　患者姓名　　　　　　　　　　病案号

检查项目	项目类别	项目数	评分项	分值	减分
患者基本信息(18分)	A类	2	新生儿入院体重	4	
			新生儿出生体重	4	
	B类	1	病案号	2	
	C类	4	性别	1	
			出生日期	1	
			年龄	1	
			医疗付费方式	1	
	D类	20	健康卡号,病人的姓名、出生地、籍贯、民族、身份证号、职业、婚姻状况、现住址、电话号码、邮编、户口地址及邮编、工作单位及地址、单位电话及邮编,联系人姓名、关系、地址、电话号码	0.5分/项,减至4分为止	
住院过程信息(26分)	A类	1	离院方式	4	
	B类	5	入院时间	2	
			出院时间	2	
			实际住院天数	2	
			出院科别	2	
			是否有31天内再住院计划	2	
	C类	3	入院途径	1	
			入院科别	1	
			转科科别	1	

续表

检查项目	项目类别	项目数	评分项	分值	减分
诊疗信息（50分）	A类	6	出院主要诊断	4	
			主要诊断编码	4	
			其他诊断	1分/项，减至4分为止	
			其他诊断编码	1分/项，减至4分为止	
			主要手术或操作名称	4	
			主要手术或操作编码	4	
诊疗信息（50分）	B类	8	入院病情	2	
			病理诊断	2	
			病理诊断编码	2	
			切口愈合等级	2	
			颅脑损伤患者昏迷时间	2	
			其他手术或操作名称	0.5分/项，减至2分为止	
			其他手术或操作编码	0.5分/项，减至2分为止	
			手术及操作日期	2	
	C类	3	门（急）诊诊断	1	
			门（急）诊诊断疾病编码	1	
			麻醉方式	1	
	D类	12	损伤（中毒）外部原因及疾病编码、病理诊断及编码和病历号、药物过敏史、尸检记录、血型及Rh标识、手术级别、术者、第一助手	0.5分/项，减至3分为止	
费用信息（6分）	A类	1	总费用	4	
	D类	10	综合医疗服务类、诊断类、治疗类、康复类、中医类、西药类、中药类、血液和血制品类、耗材类、其他类	每项0.5分，减至2分为止	

总分100分   减分

实际得分

检查人员：_____   检查时间_____

附录7

医疗信息交流禁用的缩写、符号和计量名称的列表（ISMP，供参考）

禁用的缩写词	欲表达的含义	禁用原因	正确书写
U	unit	容易误认为"0""4""cc"	unit 或单位
IU	international unit	容易误认为"IV""10"	international unit 或国际单位
RI	regularinsulin	"I"容易误认为"1"，与"RI"之后的数字混淆	regularinsulin 或普通胰岛素
CC	mL	容易误认为"U"	ml
ug	mcg	容易误认为"mg"	mcg 或微克
MS	MSO_4、$MgSO_4$	"MS"均可表示"MSO_4""$MgSO_4$"，容易混淆	"MSO_4"写成"morphine sulfate 或硫酸吗啡"、"$MgSO_4$"写成"magnesium sulfate 或硫酸镁"
Q.D.、QD、q.d.、qd	every day	容易误认为"qid"	every day 或每日
Q.O.D.、QOD、q.o.d、qod	every other day	容易误认为"qd"或"qid"	every other day 或每隔一日
AD,AS,AU	right ear,left ear,each ear	容易误认为"OD""OS""OU"	右耳,左耳,每只耳朵
OD,OS,OU	right eye,left eye,each eye	容易误认为"AD""AS""AU"	右眼,左眼,每只眼
BT	bedtime	容易误认为"BID"	bedtime 或就寝时间
D/C	discharge or discontinue	"D/C"均可表示"discharge"、"discontinue"，容易混淆	相应写成"discharge 或免除"和"discontinue 或停止"
IJ	injection	容易误认为"IV"或"intrajugular"	injection 或注射
IN	intranasal	容易误认为"IM""IV"	intranasal 或 NAS 或鼻内的
HS；hs	half-strength；at bedtime,hours of sleep	容易相互混淆	HS写成half-strength或半强度；hs写成bedtime或就寝时间
OJ	orange juice	容易误认为"OD""OS"。一些用橙汁稀释的药物可用于滴眼	orange juice 或橙汁
Per os	by mouth,orally	"os"容易误认为"OS(左眼)"	PO 或 by mouth 或 orally 或口服

禁用的缩写词	欲表达的含义	禁用原因	正确书写
qhs	nightly at bedtime	容易误认为"qhr""每小时"	nightly 或每夜
qn	nightly or at bedtime	容易误认为"qh"	nightly 或 at bedtime
q1d	daily	容易误认为"qid"	daily 或每日
Q6pm,etc.	every evening at 6 PM	容易误认为"every 6 hours"	6 PM daily 或每天下午6点
SC,SQ,sub q	Subcutaneous	SC 容易误认为 SL(sublingual);SQ 容易误认为"5 every";sub q 中的 q 容易误认为"every"	皮下或皮下注射
ss	sliding scale or 1/2	容易误认为"55"	一半或1/2
SSRI;SSI	sliding scale regular insulin;sliding scale insulin	容易误认为"selective-serotonin reuptake inhibitor";"strong solution of iodine"	按比例增减(胰岛素)
i/d	one daily	容易误认为"tid"	1 daily
TIW or tiw	3 times a week	容易误认为"3 times a day"或"twice in a week"	一周3次
UD	as directed ("ut dictum")	容易误认为"unit dose"	按照指示
药物名称		容易与组合药物的缩写混淆	药物全名

禁用的符号	欲表达的含义	禁用原因	正确书写
&	and	容易误认为"2"	和
">" and "<"	more than and less than	容易误认为"7""L"	"大于"和"小于"
@	at	容易误认为"2"	at
/	separates two doses or indicates "per"	容易误认为"1"	per 或每
+	plus or and	容易误认为"4"	and 或和
°	hour	容易误认为"0"	hr、h、hour 或小时

禁用的计量名称、单位	欲表达的含义	禁用原因	正确书写
小数点后尾数零(例如:1.0 mg)	1mg	容易误认为10mg	1mg
小数点前面的零(例如".5mg")	0.5mg	容易误认为5mg	0.5mg
药物单位		其他度量单位不广泛熟知,容易造成误解	使用公制的度量单位

附录8

病历书写常用英文参照

一、关于患者的一般情况

中文名称	英文参照	中文名称	英文参照
患者的一般情况	identification	主诉	chief complaint
姓名	name	现病史	history of present illness
性别	gender	既往史	past history
出生日期	date of birth	目前使用的药物	at present the drugs
婚姻	marital status	成瘾药物	drug addiction
出生地	birth place	个人史	personal history
民族	race	婚育史	obstetrical history
职业	occupation	家族史	family history
工作单位	business address	体格检查	physical examination
户口地址	home address	辅助检查	diagnostic examination
联系电话	phone No.	营养风险筛查	nutritional assessment
入院时间	admission date	体重指数	body mass index（BMI）
病史陈述者	source of history	功能评估	function accessment
诊断	diagnosis		

二、关于系统回顾

中文名称	英文参照	中文名称	英文参照
系统回顾	review of systems	生殖/泌尿系统	genito-urinary（GU）
概况	general	肌肉骨骼	musculoskeletal
五官	eyes, ears, nose and throat	神经系统	neurology
呼吸	pulmonary	内分泌系统	endocrinology
心血管	cardiovascular	淋巴系统/血液系统	lymphatic/hematologic
消化	gastrointestinal（GI）		

三、关于体检

中文名称	英文参照	中文名称	英文参照
体检	physical exam	颈部	ncek
生命体征	vital signs	背部/胸部	back/chest
脉搏	pulse（P）	乳房	breast
血压	blood pressure（BP）	专科情况	special P.E. on diseased organ system
呼吸	respiratory rate（R）	放射	radiographic findings
体温	temperature（T）	化验	laboratory findings
身高	height	初步诊断和诊断依据	assessment and impression
体重	weight	病史小结	summary
概况	general	治疗计划	treatment plan
五官	ear, nose and throat（ENT）	输血申请单	blood bank requisition form

四、关于出院小结

中文名称	英文参照	中文名称	英文参照
出院小结	discharge summary	手术名称	operation
患者姓名	patient name	入院理由	reason for admission
病历号	medical record No.	阳性体征	physical findings
主治医生	attending physician	化验及放射报告	lab/X-ray findings
入院日期	date of admission	住院诊治经过	hospital course
出院日期	date of discharge	出院状况	condition
主要诊断	principal diagnosis	出院去向	disposition
次要诊断	secondary diagnosis	出院用药	medications
并发症	complications	预后	prognosis
出院指导(饮食,活动量)	special instruction to the patient（diet, physical activity）	随访	follow-up care

五、关于住院/出院病历首页

中文名称	英文参照	中文名称	英文参照
住院/出院病历首页	admission/discharge record	成功次数	recovered–No. of times
住院天数	length of stay	诊断质量	diagnosis qualitative analysis
担保人姓名	guarantor name	门诊入院与出院诊断符合率	OP. adm. and discharge Dx concur
需通知的亲属姓名	next of kin or person to notify	临床与病理诊断符合率	clinical and pathological Dx concur
与患者关系	relation to patient	术前与术后诊断符合率	pre- and post-operative Dx concur
上次住院日期	previous admit date	入院后24小时（3天）内确诊	Dx determined with in 24 hours（3 days）after admission
入院医生	admitting physician	出院状况	discharge status
入院诊断	admitting diagnosis	治愈	recovered
最终(主要)诊断	final(principal) diagnosis	好转	improved
副作用(合并症)	adverse reactions（complications）	未愈	not improved
切口类型	incision type	死亡	died
愈合等级	healing course	去向	disposition
手术(非手术)操作	operative（non-operative）procedures	家	home
院内感染	nosocomial infection	自动出院	against medical ad
会诊	consultants	尸检	autopsy
抢救次数	critical–No. of times	转院到	transferred to

附录 9

常用疼痛评估量表

一、数字评分法结合Wong-Banker面部表情图评估法

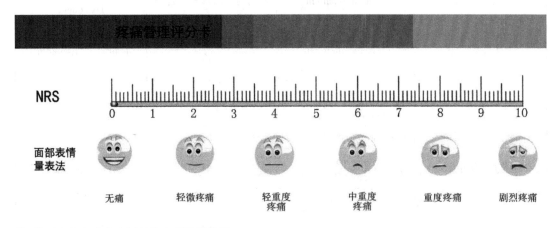

注:能对配合完成疼痛评估的患者推荐使用。

二、行为学FLACC评估量表

项目	分值		
	0	1	2
Face(脸)	微笑,无特殊表情	偶尔出现痛苦表情,皱眉,不愿交流	经常或持续出现下颚颤抖或紧咬下颚
Leg(腿)	放松或保持平常的姿势	不安、紧张,维持不舒服的姿势	踢腿或腿部拖动
Activity (活动度)	安静躺着,正常体位或轻松活动	扭动,翻来覆去,紧张	身体痉挛,成弓形,僵硬
Cry(哭闹)	不哭(清醒或睡眠中)	呻吟,啜泣,偶尔诉痛	一直哭泣、尖叫,经常诉痛
Consolability(可安慰性)	满足、放松	偶尔抚摸拥抱和言语可以被安慰	难于被安慰

注:适合于儿童患者的疼痛评估,分值为0~10分。

三、行为学量表

项目	分值		
	0	1	2
脸部肌肉/表情	脸部肌肉放松	脸部肌肉紧张、皱眉,脸部肌肉扭曲	经常或一直皱眉,紧咬牙床
休息	安静、表情安详,肢体活动正常	偶然有些休息不好,并改变体位	躁动不安,无法休息;频繁改变休息体位
肌紧张	肌张力正常,肌肉放松	肌张力增加,手指或脚趾屈曲	肌肉僵硬
发声	无异常发声	偶然发出呻吟声、哼声,哭泣或啜泣	频繁或持续地发出呻吟声、哼声,哭泣或者啜泣
安抚	满足的,放松的	通过谈话或分散注意力得到了安抚	很难通过抚摸或谈话得到安抚

注:对于清醒但无法配合完成疼痛评估的患者推荐使用行为学量表。说明:每次评估需持续约5分钟,总分为0~10分。

四、老年痴呆患者疼痛评估量表

项目	分值		
	0	1	2
呼吸	正常	偶尔呼吸困难,短时期的换气过渡	呼吸困难兼发出吵闹声响,长时期的换气过渡、Cheyne-Strokes呼吸
负面声音表达	无异常发声	偶尔的呻吟声、哼声,哭泣;低沉的声音,带有负面的语气	频繁或持续地、重复性地叫嚷,大声呻吟,哭泣
面部表情	微笑,无特殊表情	脸部肌肉紧张、皱眉;难过,恐惧	经常或一直皱眉,愁眉苦脸
身体语言	放松或保持正常的姿势	肌张力紧张,绷紧,紧张步伐,坐立不安	肌肉僵硬,紧握拳头,膝盖提起,拉扯或推开,推撞
可安抚的程度	满足的、放松的	通过谈话、分散注意力或触摸、安慰,可安抚患者	通过分散注意力或触摸、安慰,也不可安抚患者

注:对于中晚期认知缺陷患者推荐使用。说明:每次评估需持续约5分钟,总分为0~10分。

五、疼痛观察工具

项目	分值		
	0	1	2
面部表情	脸部肌肉放松	脸部肌肉紧张、皱眉、眼轮匝肌紧固	经常或一直皱眉、眼轮匝肌紧固、眼睑紧闭,呈痛苦面容
身体运动	完全无运动(无运动)	缓慢地运动,触摸痛点,通过运动寻求帮助(保护性运动)	拽管,试图坐起,捶打,撞击床位,试图下床,烦躁不安
肌张力(对上肢被动伸屈的评估)	对被动运动无抵抗(放松)	对被动运动有抵抗紧张(僵硬)	对被动运动强烈抵抗并不能停止(非常紧张,僵硬)
机械通气的顺应(插管病人)	未报警,机械通气顺畅(可耐受机械通气或移动)	自主呼吸报警(呛咳但可耐受)	与呼吸机不同步,抵抗机械通气,频繁报警(抵抗机械通气)
发声(拔管病人)	言语正常或无异常发声	偶然发出呻吟声、哼声,哭泣或啜泣	频繁或持续地发出呻吟声、哼声,哭泣或啜泣声

注:对插管或者意识丧失的患者推荐使用。说明:每次评估需持续约5分钟,总分为0～8分,插管患者评估通气顺应性,拔管患者评估发声,其疼痛处理原则同样按照疼痛评分结果做出相应处理。

附录 10

常用营养风险筛查量表（成人、儿童）

营养风险筛查表（＞14周岁）

疾病相关评分

评分0分：营养需要量无增加□

评分1分：营养需要量轻度增加：髋骨折□　慢性疾病急性发作或有并发症者□
COPD□　　血液透析□　肝硬化□　一般恶性肿瘤患者□　＿＿＿＿＿＿□

评分2分：营养需要量中度增加：腹部大手术□　脑卒中□　重度肺炎□　血液恶性肿瘤□
＿＿＿＿＿＿□

评分3分：营养需要量重度增加：颅脑损伤□　骨髓移植□　大于APACHE10分的ICU患者□
＿＿＿＿＿＿＿＿＿＿＿＿□

营养受损评分

评分0分：无营养受损　　□

评分1分：3个月内体重下降＞5%　　□　　一周内进食量较从前减少25%～50%　　□

评分2分：2个月内体重下降＞5%　　□　　一周内进食量较从前减少50%～75%　　□

评分3分：1个月内体重下降＞5%　　□　　一周内进食量较从前减少75%～100%　　□　血白
蛋白浓度＜30g/L（当严重胸腹水、水肿得不到准确BMI值时用白蛋白替代）□
＞14周岁的患者的BMI＜18.5分　　□

年龄评分

评分0分：≤70岁□

评分1分：＞70岁□

营养风险评分：＿＿＿＿＿＿分（疾病有关评分＋营养受损评分＋年龄评分）

营养风险筛查表(≤14周岁)

营养评估

临床疾病诊断:0分　□无营养不良指征

　　　　　　　2分　□可能存在营养不良指征

　　　　　　　3分　□肯定存在营养不良指征

营养摄入:　　0分　□饮食摄入无改变/摄入很好

　　　　　　　2分　□饮食摄入明显减少/摄入差

　　　　　　　3分　□没有饮食摄入或禁食

人体测量指标:0分　□相似的百分位数栏

　　　　　　　1分　□>2个百分位数栏

　　　　　　　3分　□>3个百分位数栏或体重<第2个百分位数

总得分:□分,(0~1分:低营养风险;2~3分:中度营养风险;≥4分:高度营养风险)

常用功能评估筛查量表（Barthel评分量表）

项目	评分标准	评定日期及得分	
		评定日期	得分
大便	0分＝失禁或昏迷		
	5分＝偶尔失禁（每周＜1次）		
	10分＝能控制		
小便	0分＝失禁或昏迷或由他人导尿		
	5分＝偶尔失禁（每24小时＜1次，每周＞1次）		
	10分＝能控制		
修饰	0分＝需要帮助		
	5分＝独立洗脸、梳头、刷牙、剃须		
用厕	0分＝依赖他人		
	5分＝需部分帮助		
	10分＝全面自理		
吃饭	0分＝依赖他人		
	5分＝需部分帮助（夹菜、盛饭、切面包）		
	10分＝全面自理		
转移（轮椅）	0分＝依赖他人，不能坐		
	5分＝能坐，但需大量（2人）辅助		
	10分＝需少量（1人）帮助或指导		
	15分＝全面自理		
活动（步行）（在病房及其周围，不包括走远路）	0分＝不能步行		
	5分＝在轮椅上能独立行动		
	10分＝需1人辅助步行（体力或语言指导）		
	15分＝独立步行，可用辅助器		
穿衣	0分＝依赖他人		
	5分＝需一般辅助		
	10分＝自理（系、开纽扣，开、闭拉锁和穿鞋等）		

项目	评分标准	评定日期及得分	
		评定日期	得分
上楼梯(上下一段楼梯,用手杖也算独立)	0分=不能		
	5分=需帮助(体力或语言指导)		
	10分=全面自理		
洗澡	0分=依赖他人		
	5分=全面自理		
总分			
ADL能力缺陷程度			
评定者			

ADL能力缺陷程度:0~20分=极严重功能缺陷;25~45分=严重功能缺陷;50~70分=中度功能缺陷;75~95分=轻度功能缺陷;100分=ADL能自理。

附录12

常用心理评估量表（抑郁焦虑量表）

姓名_____　性别_____　年龄_____　床号_____　病案号_____　评定日期_____

指导语:情绪在大多数疾病中起着重要作用,如果医师了解您的情绪变化,他们就能给您更多的帮助。请您阅读以下各个项目,在其中最符合您上个月以来的情绪评分上画一个圈。对这些问题的回答不要做过多的考虑,立即做出回答会比考虑后再回答更切实际。

问题	回答	评分
1. 我感到紧张(或痛苦)(A)	几乎所有时间 大多数时间 有时 根本没有	3 2 1 0
2. 我对以往感兴趣的事情还是有兴趣的(D)	肯定一样 不像以前那样多 只有一点 基本上没有了	0 1 2 3
3. 我感到有点害怕,好像感到有什么可怕的事要发生(A)	非常肯定和十分严重 是有,但并不太严重 有一点,但并不使我苦恼 根本没有	3 2 1 0
4. 我能够哈哈大笑,并看到事物好的一面(D)	我经常这样 现在已经不大这样了 现在肯定是不太多了 根本没有	0 1 2 3
5. 我的心中充满烦恼(A)	大多数时间 常常如此 时时,但并不经常 偶然如此	3 2 1 0
6. 我感到愉快(D)	根本没有 并不经常 有时 大多数	3 2 1 0
7. 我能够安闲而轻松地坐着(A)	肯定 经常 并不经常 根本没有	0 1 2 3

问题	回答	评分
8. 我对自己的仪容(打扮自己)失去兴趣(D)	肯定 并不像我应该做到的那样关心 我可能不是非常关心 我仍像以往一样关心	3 2 1 0
9. 我有点坐立不安,好像非要活动不可(A)	确实非常多 是不少 并不很多 根本没有	3 2 1 0
10. 我对一切都是乐观地向前看(D)	差不多是这样做的 并不完全是这样做的 很少这样做 几乎从来不这样做	0 1 2 3
11. 我突然发现恐慌感(A)	确实很经常 时常 并非经常 根本没有	3 2 1 0
12. 我好像感到情绪在渐渐低落(D)	几乎所有时间 很经常 有时 根本没有	3 2 1 0
13. 我感到有点害怕,好像某个内脏器官变坏了(A)	根本没有 有时 很经常 非常经常	0 1 2 3
14. 我能欣赏一本好书或一项好的广播或电视节目(D)	常常 有时 并非经常 很少	0 1 2 3

附录 13

浙江省住院归档病历检查评分表（2014版）

科室＿＿＿＿　主管医师＿＿＿＿　经治医师＿＿＿＿　患者姓名＿＿＿＿　病案号＿＿＿＿　得分＿＿＿＿

项目		分值	检查要求	评分说明	扣分及理由
病历首页		8	1. 医院和病人的基本信息填写完整、正确 2. 人院的途径、时间、科别等填写完整、正确 3. 诊断正确、完整、规范，编码符合要求 4. 药物过敏、血型等信息填写完整，编码符合要求 5. 手术及操作填写完整，编码符合要求 6. 离院方式及随诊时间填写完整、正确 7. 省五项项目填写完整 8. 其他：首页填写符合基本要求，其余项目填写完整	1. 病人的基本信息错误（姓名、性别、身份证号码等）单项否决；其余信息不正确或填写不完整，扣0.5分/处 2. 不完整、不正确，编码不正确，扣0.5分/处 3. 首页主诊断填写错误，扣2分，其他诊断填写不完整、编码不符合要求，扣1分/处，人院病情未填，扣0.5分/处 4. 药物过敏、血型填写错误扣1分/处，其余信息错误，扣0.5分 5. 主手术或操作填写错误，扣2分，手术或操作填写不完整、编码不符合要求，扣1分/处，其余项目不符合，扣0.5分/处 6. 不完整、错误，扣0.5分/处 7. 项目填写不符合基本要求，扣1分，填写不完整，酌扣0.5～1分	
入院记录	书写时限	0	入院记录记于病人入院24小时内完成	未在24小时内完成单项否决	
	一般项目	1	书写规范，要求10项齐全、准确	有缺项或不准确，扣0.5分/项	
	主诉	2	简明扼要，能导出第一诊断（病理确诊不用诊断名称；原则不用诊断除外）	在病史中发现有主要症状未写或不能导出第一诊断，扣1分；持续时间不准确，扣0.5分；无近况描述，扣0.5分	

续表

项目	分值	检查要求	评分说明	扣分及理由
入院记录 现病史	6	1. 发病情况 2. 主要症状特点及其发展变化情况,有鉴别诊断意义的资料和伴随症状 3. 发病以来诊治具体经过及结果,如手术名称,用药情况等 4. 发病以来的一般情况(饮食,精神,睡眠,大小便等) 5. 记录与本次疾病虽无紧密关系,但仍需治疗的其他疾病情况	1. 发病的时间,地点,起病缓急,可能的原因不清楚,扣0.5分/次 2. 按发生的先后顺序描述主要症状伴随症状,性质,程度以及演变与体征,缺项,持续时间,扣0.5分/处 3. 记录入院前,接受检查,治疗的详细经过及效果,缺项,扣0.5分/项 4. 一般情况,缺项,扣0.5分/处 5. 如有其他需治的疾病未记录,扣0.5分/项	
入院记录 既往史	2	1. 既往的一般健康情况,心脑血管,肺,肝,肾,内分泌系统重要的疾病史;食物,药物过敏史 2. 手术,外伤史,传染病史,输血史,预防接种史	1. 重要脏器疾病史,缺项,扣0.5分/器官;缺食物,药物过敏史,扣2分;与首页不一致,扣1分 2. 其他缺项,扣0.5分/项	
入院记录 个人史 婚育史 月经史 家族史	3	1. 个人史:出生地及长期居留地,生活习惯及嗜好,职业与工作条件,毒物,粉尘,放射性物质接触史,冶游史 2. 婚育史,月经史:女性记录初潮年龄,行经期天数,间隔天数,末次月经时间(或闭经年龄),月经量,痛经及生育等情况 3. 家族史:父母,兄弟,姐妹健康状况,有无遗传倾向疾病	1. 个人史缺项,扣1分;记录不规范,扣0.5分 2. 婚育史或月经史缺项,扣1分;记录不规范,扣0.5分/处 3. 家族史缺项或缺未描述父母情况,扣1分;不规范,扣0.5分/项	
体格检查	4	1. 体检表项目填写完整,准确,规范 2. 记录专科检查情况,包括与需鉴别诊断有关的体检内容	1. 记录体检结果与病人实际情况不符,扣1分/项,缺项,扣0.5分/项;肿瘤或诊断需鉴别者未记录相关区域淋巴结,扣1分;腹表,腹内肿块,肿大肝脾未应图示,缺项,扣0.5分;专科检查不全,不准确,或缺应有的鉴别诊断体征,扣0.5分/处	
辅助检查	1	记录入院前所做的与本次疾病相关的主要检查及其结果,如是在其他医疗机构所做的检查,应当写明该机构的名称,检查时间及编号	未记录辅助检查与其结果,扣0.5分/项;其他医疗机构检查结果记录不规范,扣0.5分	
诊断	4	1. 诊断书写准确,初步诊断合理,全面,主要诊断明确 2. 修正,补充诊断,在病程记录中有相应诊断依据的记录	1. 主要诊断错误(如部位,疾病名称)单项否决;其他诊断不规范或排序有缺陷,扣1分/项;使用不通用的中文英文简称,扣1分/处 2. 修正,补充诊断不规范或病程记录中无相应依据记录,扣1分/项	

续表

项目	分值	检查要求	评分说明	扣分及理由
首次病程记录	4	1. 首次病程记录于病人入院 8 小时内由经治或值班执业医师书写 2. 病例特点：对病史、体格检查和辅助检查进行全面分析，归纳写出本病例的特点 3. 拟诊讨论：根据病例特点，分析诊断依据，做出初步诊断。如诊断不明，应写鉴别诊断分析 4. 诊疗计划中提出具体的检查及治疗措施安排	1. 未在 8 小时内完成或成由非执业医师书写单项否决 2. 病史未归纳出特点与依据现病史内容的分。完全拷贝入院记录现病史内容的，扣 2 分 3. 需写鉴别诊断，如缺，扣 1 分；如不全面，扣 0.5 分 4. 诊疗计划不全，检查或治疗措施不具体，扣 0.5 分处	
上级医师查房记录	6	1. 主治医师首次查房记录于病人入院 48 小时内完成，记录对病史、查体有无补充、初步诊断、诊疗计划。日常查房记录间隔时间视病情和诊疗情况确定，每周至少有 2 次查房记录 2. 每周至少有 1 次副高以上医师（或医疗组长）的查房记录，对危重、疑难病人必须查房，应记录病情分析及具体诊疗意见 3. 疑难病例由副高以上医师（或医疗组长）及时组织讨论，记录讨论日期、主持人、参加人员的姓名及专业技术职务、具体讨论意见及主持人的小结意见等	1. 主治医师首次查房记录未在 48 小时内完成单项否决；对危重、疑难病人查房不及时，扣 2 分；每周查房记录少于 2 次，扣 2 分／次；查房记录内容大简，扣 1 分；上级医师查房未签名，扣 1 分（下同） 2. 缺副高以上医师（或医疗组长）查房记录，单项否决；内容不具体或不规范，扣 1 分／处 3. 疑难病例讨论记录不规范，扣 1 分，无主持人小结，扣 0.5 分	
病程记录 日常病程记录	14	1. 诊疗过程符合医疗原则和规范，体征、病情改变应记录及分析其原因，有针对性观察并记录采取的处理措施和效果 2. 按规定书写病程记录，入院、术后或转科后至少连续 3 天，对于病危至少每天记录 1 次，对于病重至少每 2 天记录 1 次，对于病情稳定至少每 3 天记录 1 次。病情变化及时记录。当病人病危（重）时应及时通知其家属	1. 严重违反诊疗规范和用药原则（包括剂量），单项否决；过程欠合理，调整欠及时的酌扣 2～5 分 2. 日常查房内容不按规范要求记录或太简单，扣 1 分／处 3. 未按规定记录病程，缺项，扣 2 分／处；病情变化、新的阳性发现需有处理记录，扣 3 分；对于病情危重者记录不及时，扣 2 分；医护记录不一致者，扣 2 分	

续表

项目	分值	检查要求	评分说明	扣分及理由
病程记录　日常病程记录	14	4. 重要化验、特殊检查、病理检查等的结果要有记录和分析其临床意义,有处理措施,效果观察 5. 记录采取的重要诊疗措施与重要医嘱更改的理由,及注意事项及效果 6. 交接班记录,阶段小结应在规定时间内完成。交(接)班记录、转科记录应在规定时间完成,阶段小结可代替阶段小结 7. 抢救记录应在抢救结束后6小时内完成,病情变化情况,抢救时间(具体到分钟)及参加抢救医务人员的姓名及职称,抢救内容与开具的抢救医嘱相一致 8. 出院前应有上级医师同意出院的病程记录	4. 重要辅助检查报告结果有异常,无记录与分析,扣1分/项。采取重要诊疗措施、更改重要医嘱无记录的分别扣2分/处 5. 用抗生素前有样必采、送培养,不符的扣1分;无使用或更改抗生素理由的扣2分,应用不规范,扣1分;手术预防应用抗生素不规范,扣2分 6. 缺交(接)班记录、转科记录,阶段小结各扣2分/处。接班(科)记录超时24小时内完成,扣1分/处 7. 抢救记录未在抢救结束6小时内完成,内容不规范,扣0.5分/处;单项否决,抢救无上级医师(主任、副主任、主治)同意与意见,扣1分 8. 出院前无上级医师(主任、副主任、主治)同意与意见,扣1分/处	
有创诊疗操作记录	4	1. 各种有创诊疗措施应有知情同意书 2. 操作结束即刻书写记录,内容包括操作名称,时间、步骤、结果及病人的一般情况,有无不良反应,将术后注意事项及时向病人言明,操作医师签字 3. 操作后回病房应有相关病程记录	1. 缺知情同意书、单项否决;重复做同一个操作,应在病程中告知同意(可免填知情同意书),无记录的扣1分 2. 缺有创操作记录,扣2分/处。记录不规范,扣0.5分/处,无操作医师签名,扣1分/处 3. 操作后病程记录不全,扣2分	
围手术期相关记录	10	1. 术前需有主刀医师查房(急诊手术除外) 2. 术前讨论记录内容包括手术指征、方案,可能出现的意外及防范措施,注明参加讨论者的姓名及职称,讨论意见及主持人的小结等 3. 术前小结内容包括简要病情,术前诊断,手术指征,拟施手术名称、麻醉方式、注意事项等 4. 手术知情同意书应由患方签署具体意见并在患方签字;在内置物术前谈话中应说明可能选择的类型	1. 缺主刀医师查房,扣2分 2. 按制度应组织术前讨论而无相应记录或需行手术审批未审批的,单项否决;讨论记录缺缺主持人的小结意见,扣1分,记录不规范,扣0.5分 3. 缺术前小结,单项否决(到急诊即手术的除外),记录不规范,扣0.5分 4. 缺手术知情同意书,单项否决,无患方签字记录不规范(下同),扣2分,记录缺失;缺内置物规范操作缺失,扣0.5分/处	

续表

项目	分值	检查要求	评分说明	扣分及理由
病程记录 围手术期相关记录	10	5. 麻醉术前访视记录,麻醉记录,麻醉术后访视记录,手术清点记录。手术安全核查表,手术风险评估表内容对并签字和巡回护士三方核对并签字 6. 手术记录由术者书写,第一助手书写时,应有手术者签名。应在术后24小时内完成,内容包括一般项目,术前诊断,术后诊断,手术的名称,手术者及助手的姓名(含冰冻病理结果)及处理,手术方法,术中发现,术中及术者处理等 7. 术中改变预定术式,需有术中谈话记录 8. 术后首次病程于术后及时完成,内容符合规范(术中所见,病人的生命体征,术后处理与注意要点,术后处理及注意事项)。术后首次病程记录可与术后谈话合并书写 9. 术后诊疗措施合理,并发症处理及时,主刀医师术后48小时内完成查房(院外专家主刀可由一助代替) 10. 符合围手术期抗菌药物的应用原则,依据充分,记录完整,给药方法及用药时间正确	5. 缺失其中任一项记录,单项否决;记录缺项或记录不规范,扣1分/处,手术安全核查记录,手术风险评估表内容或三方签字不完整,扣1分/处 6. 缺手术记录,未在24小时内完成,非主刀一助书写,单项否决;一助书写的无主刀医师签字,扣2分(外院医师主刀除外),记录内容缺项,扣0.5分/处;内置物使用未记录,扣2分;术中用药(麻醉用药以外的药品),输血未记录,扣1分/处;记录错误,扣0.5分/处 7. 术中改变预定手术方案未履行知情同意,单项否决;内容评分同前 8. 缺术后首次病程记录或术后处理,单项否决;缺术中生命体征,术后处理和注意事项,扣1分/处 9. 术后诊疗措施不合理,并发症发现和处理不及时,酌扣1~2分;缺主刀医师术后查房,扣2分,记录内容不规范,记录不及时,扣0.5分/处 10. 围手术期抗菌药物应用不合理,酌扣0.5~2分	
出院(死亡)记录	5	1. 于病人出院(死亡)24小时内完成,记录内容包括主诉,人院情况,人院诊断,诊疗经过,出院情况,出院医嘱及注意事项。死亡记录病情演变,抢救经过,死亡原因,死亡时间具体到分钟 2. 死亡病例讨论记录在病人死亡1周内完成,内容包括讨论日期,主持人及参加人员的姓名,专业技术职务,具体讨论意见及主持人的小结意见,记录者的签字等	1. 出院(死亡)记录未在24小时内完成,单项否决;内容不全面,酌扣0.5~1分/项;出院药物医嘱不具体或注意事项无针对性,扣1分/处;死亡记录中无死亡原因和时间,扣2分 2. 死亡病例讨论未在1周内完成,单项否决;内容不规范,扣1分	

续表

项目	分值	检查要求	评分说明	扣分及理由
输血、血制品使用	2	1. 输血或使用血液制品有知情同意书,手术病人在术前完成 2. 输血必须有输血前化验检查(急诊术前留标本未补查)。输血或使用血液制品24小时内,病程中应有记录,内容包括使用指征、血液制品种类及量、有无不良反应等 3. 输血或使用血液制品后应有效果评价	1. 缺知情同意书,单项否决;内容有缺陷,扣0.5分/处 2. 无输血前化验检查,单项否决;24小时内未记录输血情况及不良反应情况,扣1分,余酌扣0.5～1分 3. 缺效果评价的,扣1分	
知情同意书	12	1. 非病人本人签署的医疗文书,需由病人签署授权委托书,病人不具备完全民事行为能力时,应当由其法定代理人签字并要注明与病人的关系 2. 非手术病人72小时内知情告知记录及时,内容符合规范。由于诊断未明,基础疾病等病因入院后手术准备时间超过5天,需有知情告知记录 3. 知情谈话包括特殊检查、特殊治疗、特殊检查、特殊治疗方案、体质异常、手术等知情相关告知的记录与病情有重大变化,病危(重)者要知情告知,病危(重),病危(重)者要有患方知情签字及时间 4. 自动出院、选择或放弃抢救措施应有病人或代理人签署意见并签字,患方拒绝签字但要说明原因	1. 非病人或法定代理人签署医疗文书,缺授权委托书的,单项否决,授权书有重大缺陷而无效的,视为缺书;授权同意书不规范,酌扣0.5～2分 2. 缺知情告知记录,单项否决;记录不规范或缺陷,扣0.5分/处 3. 缺相应的知情同意书,无病危(重)通知,特殊检查、特殊治疗、手术等知情告知书缺知情同意方案和说明,扣2分;未有选择性说明,扣1分;上述知情同意内容有缺陷,扣0.5分/处,患方拒绝签字但未说明原因,扣1分/处 4. 缺知情同意,单项否决;内容有缺陷,扣0.5分/处	
会诊记录	2	1. 普通会诊应当由会诊医师在会诊申请发出后48小时内完成,急诊会诊时,会诊医师应在会诊申请发出后10分钟内到达 2. 申请会诊记录简要载明病人的病情及诊疗情况,申请会诊的理由和目的,申请会诊医师签字等 3. 会诊记录内容包括会诊意见,会诊医师所在的科别,会诊时间及会诊医师签字,外院医师会诊应注明医疗机构名称等 4. 病程记录中要记录会诊意见的执行情况	1. 急诊会诊记录未按时完成1次,扣2分,普通会诊记录未按时完成1次,扣1分 2. 会诊单不规范或缺项,扣0.5分/处 3. 会诊记录内容不规范或缺项,扣0.5分/处;院外会诊记录不符合规定,扣0.5分/处 4. 病程记录中未记录会诊意见的执行情况,扣1分/次	

续表

项目	分值	检查要求	评分说明	扣分及理由
住院期间辅助检查	3	1. 住院48小时以上,有血、尿常规化验结果 2. 手术病例术前完成常规检查(血常规、血型、肝功能、肾功能、凝血功能、心电图、胸片、腹部超声等可视病情而定) 3. 检查报告单、化验单等完整规范无遗漏,结果有标记	1. 各辅助检查单不规范,缺血或尿常规,扣1分/项 2. 一般病例,有医嘱缺报告单且病程记录中无说明,扣1分/次 3. 对诊断与治疗有重要价值的检查(CT、MRI、内镜、活检病理等)报告缺失,单项否决	
医嘱单	3	1. 医嘱内容应当清楚、完整、规范,禁止有非医嘱内容 2. 每项医嘱应有明确的开具或停止时间,并有医师签名(使用工号密码管理的医嘱系统无须手工签名)	1. 书写不清,不能辨明内容,或出现非医嘱内容的,扣1分 2. 医嘱单记录不规范,扣0.5分/处;补记医嘱未予说明的,扣1分/次	
书写基本要求	4	1. 病历资料完整,记录内容应客观、准确,不相互矛盾,合理复制病历内容 2. 非执业医师书写的病历应有执业医师审核签字;下级医师书写的上级医师查房记录应有查房医师审核签字 3. 病历修正应用双划线划去,在其旁修正与补充,不得刮、粘、涂等掩盖或去除原有字迹 4. 打印病历的字迹清晰,手工书写的内容字迹应清楚,可辨;页码标示准确,相关人员亲笔签字,病历排序正确,页码标示齐全,重新打印。确要重抄、重新打印的,不重复打印;书写成文的记录留原始的要保留原始并将其附在本页后	1. 临床病历资料缺失或误归入,单项否决;复制病历内容出现严重重错或误的,单项否决;不当复制,酌扣1~3分 2. 非执业医师书写的病历无执业医师审核签字,单项否决;其他情况未签字或签字不符合要求,扣0.5分/处,最高扣2分。(电子病历系统符合电子签名管理要求的无须手工签字) 3. 修正不符合要求,扣0.5分/页;粘贴、涂改,扣1分/处 4. 打印病历字迹不清,扣1分/页;手写字迹潦草观,酌扣1~2分;页码标示全缺,扣1分;病历排序不正确,单项否决 5. 伪造、篡改病历主要内容的,单项否决	

备注:1. 本表依据原卫生部、本省的书写规范制定。2. 本表适用于二、三级各等医院,专科医院参照执行。3. 手写、电脑打印病历应符合本规范内容。4. 总分为100分,按检查要求与评分说明分别扣分。5. 再入院、入院不足24小时出院或死亡记录按规范要求另行评分。6. 单项否决指标计分时扣10分,不累积扣分。7. 评分达90分以下为乙级病历,80分以下为丙级病历。8. 评分如涉及重复项目的,不重复扣分。

亮点及不足之处的总结:

检查者 _____   检查日期 _____

附 录 14

浙江省中医医院住院病历质量检查评分表（2014版）

科室_____ 主管医师_____ 经治医师_____ 患者姓名_____ 病案号_____ 得分_____

项目		分值	检查要求	评分说明	扣分理由
病历首页		8	1. 医院和病人的基本信息填写完整、正确 2. 入院的途径、时间、科别等填写规范、编码符合要求 3. 诊断正确、完整，编码填写完整、正确 4. 药物过敏、血型等信息填写完整，编码符合要求 5. 手术及操作填写完整、编码符合要求 6. 离院方式及昏迷时间填写完整 7. 省五项填写完整 8. 其他：首页填写符合基本要求，其余项目填写完整	1. 病人的基本信息错误（姓名、性别、身份证号码等），单项否决；其余信息不正确或不完整，扣0.5分/处 2. 不完整、不正确，扣0.5分/处 3. 首页主诊断填写错误，扣2分；其他诊断填写不完整、编码不符合要求，扣1分/处；入院病情填写不完整，扣0.5分/处 4. 药物过敏、血型填写错误，扣2分；其余信息错误，扣0.5分 5. 主手术/操作错误，扣2分；其余操作项目不符合要求，扣1分/处；其余项不完整、填写不符合要求，扣0.5分/处 6. 不完整、错误，扣0.5分/处 7. 项目填写不符合基本要求扣1分，填写不完整酌扣0.5~1分	
入院记录	书写时限		入院记录于病人入院24小时内完成	未在24小时内完成单项否决	
	一般项目	1	书写规范，要求10项齐全、准确	有缺项或不准确，扣0.5分/项	
	主诉	2	简明扼要，能导出第一诊断；原则上不用诊断名称（病理诊断意义明确者除外）	在病史中发现有主要症状未书写或不能导出第一诊断，扣1分；持续时间不准确，扣0.5分；无近况描述，扣0.5分	
	现病史	6	1. 发病情况 2. 主要的症状特点及其发展变化情况，有鉴别诊断意义的资料和伴随症状 3. 发病以来诊治的具体经过及效果，如手术名称、用药情况等 4. 结合中医问诊要求记录发病以来的一般情况（饮食、精神、睡眠、大小便等） 5. 记录与本次疾病虽无紧密关系但仍需治疗的其他疾病情况	1. 发病的时间、地点、起病缓急，可能的原因不清楚，扣0.5分/次 2. 按发生的先后顺序描述主要症状及伴随症状，缺项，扣0.5分/处 3. 记录入院前、接受检查、治疗的详细经过及效果，缺项，扣0.5分/项 4. 一般情况，缺项，扣0.5分/处 5. 如有其他需治疗的疾病未记录，扣0.5分/项	

续表

项目		分值	检查要求	评分说明	扣分理由
	既往史	2	1. 既往的一般健康情况，心脑血管、肺、肝、肾、内分泌系统重要的疾病史;食物、药物过敏史、传染病史、输血史、预防接种史、手术、外伤史 2. 其他史	1. 重要脏器疾病史缺，扣0.5分;器官、食物、药物过敏史缺，扣2分;与首页不一致，扣1分 2. 其他史缺，扣0.5分/项	
	个人史婚育史月经史家族史	3	1. 个人史:出生地及长期居留地，生活习惯及嗜好，职业与工作条件、毒物、粉尘、放射性物质接触史，治游史 2. 婚育史，月经史:婚姻状况，结婚年龄，配偶及子女健康状况;女性病人记录初经年龄、行经期天数、间隔天数、末次月经时间(或闭经年龄)、月经量、痛经及生育等情况 3. 家族史:父母、兄弟、姐妹健康状况，有无遗传倾向疾病	1. 个人史缺，扣1分;记录不规范，扣0.5分 2. 婚育史或月经史缺，扣1分;记录不规范，扣0.5分/处 3. 家族史缺或未描述父母情况，扣1分;不规范，扣0.5分/项	
	体格检查	4	1. 体检表项目填写完整、准确、规范 2. 记录专科检查情况，包括与需鉴别诊断有关的体检内容	1. 记录体检结果与病人实际情况不符，扣1分/项，缺项扣0.5分/项;肿瘤或诊断需鉴别者未记录相关区域淋巴结，扣1分/项;体表、腹内肿块、肿大肝脾应图示，缺项扣0.5分 2. 专科检查不全、不准确 或缺应有的鉴别诊断体征，扣0.5分/处	
入院记录	辅助检查	1	记入院前所做的与本次疾病相关的主要检查及其结果，如是在其他医疗机构所做的检查，应当写明该机构的名称、检查时间及编号	未记录辅助检查与结果，扣0.5分/项;其他医疗机构检查记录中无相关依据记录，扣0.5分/处	
	诊断	4	1. 诊断书写准确，初步诊断全面，主要诊断明确 2. 修正、补充诊断，在病程记录中有相应诊断依据 3. 中医病历应有中、西医双重诊断	1. 主要诊断错误(如部位、疾病名称)，单项否决;其他诊断不规范或排序有缺陷，扣1分/项;使用不通用的中文与英文简称，扣1分/处 2. 修正、补充诊断不规范或依据不充分各扣1分，完全拷贝入院记录中诊断，扣2分 3. 病历中涉及的中医诊断，无中医诊断，扣1分/处	
	首次病程录	4	1. 首次病程记录于病人入院8小时内由经治或值班执业医师书写 2. 病例特点:对病史、体格检查和辅助检查进行全面分析，归纳写出本病例的特点 3. 中医辨病辨证依据及鉴别诊断:记录四诊、辨证分析，类证鉴别及病位病性 4. 拟诊讨论:根据诊断依据，做出初步诊断。如诊断不明，应写鉴别诊断分析 5. 诊疗计划中提出具体的检查及治疗措施安排	1. 未在8小时内完成或由非执业医师书写，单项否决。执业中医师未书写中医病历，单项否决 2. 病史未归纳出特点与依据不充分各扣1分，完全拷贝入院记录病现病史内容的，扣2分 3. 四诊、辨证分析、类证鉴别，病位病性，缺一项扣1分 4. 需写鉴别诊断，如缺，扣0.5分 5. 中、西医诊疗计划不全，检查或治疗措施不具体，扣0.5分/处	

续表

项目	分值	检查要求	评分说明	扣分理由
上级医师查房记录	6	1. 主治医师首次查房记录于病人入院48小时内完成,记录对病史、查体有无补充,初步诊断,诊疗计划。日常查房记录的间隔时间与视病情况确定,每周至少有2次查房记录(每周查房记录1次) 2. 每周至少有1次副高以上医师(或医疗组长)查房记录,对危重、疑难病人和抢救病人必须查房,应记录病情分析及具体诊疗意见 3. 疑难病例由副高以上医师(或医疗组长)及时组织讨论,记录内容包括讨论日期,主持人,参加人员的姓名及专业技术职务,具体意见及主持人的小结意见,等。	1. 主治医师首次查房记录未在48小时内完成,单项否决;对危重、疑难病人和抢救病人查房不及时,扣2分;每周查房记录少于2次(中医病房每周1次),扣2分/次;查房记录内容太简单,扣1分;上级医师查房未签名,扣1分(下同) 2. 缺副高以上医师(或医疗组长)查房记录,单项否决;内容不具体或不规范,扣1分;无主持人的小结,扣0.5分/处 3. 疑难病例讨论记录不规范,扣1分 4. 首次中医主治(主)医师查房缺中医理法方药分析,未记录理法方药,单项否决 5. 对危重、疑难、抢救病人实施中医治疗的,未实施中医治疗,扣2分	
入院记录 日常病程记录	14	1. 诊疗过程符合医疗原则和规范,诊疗方案调整及时,合理 2. 病人症状、体征,病情演变并记录所采取的处理措施和效果 3. 按规定书写病程记录,入院、术后至少连续记3天,病危随时记至少每天1次,病重至少每2天记1次,病情稳定至少每3天记1次。病情变化及时记录。病危(重)应及时通知家属 4. 重要化验、特殊检查、病理检查等的结果要有记录和分析并通知病人及家属 5. 记录所采取的重要诊疗措施与重要医嘱更改的理由,注意事项及效果 6. 交(接)班记录、转科记录。阶段小结应在规定时间内完成,阶段小结可代替阶段小结 7. 抢救记录应在抢救结束后6小时内完成。抢救记录应书写记录时间,病情变化情况,抢救时间(具体到分钟)及措施,参加抢救医务人员的姓名及职称,抢救记录内容与开具的抢救医嘱相一致 8. 出院前应有上级医师同意出院的病程记录	1. 严重违反诊疗规范和用药原则(包括剂量),单项否决;过程欠合理,调整欠及时的,酌扣2~5分 2. 日常查房内容不按规范要求记录或记录太简单,扣1分/处 3. 未按规定常规记录,如缺项,扣2分/处;病情变化,对病情危重者记录不及时,扣3分;对护理记录不一致者,扣2分 4. 重要辅助检查报告结果有异常,无记录与分析,扣1分/项 5. 采取重要诊疗措施、更改重要医嘱无记录分别扣2分/处。用抗生素前无样必采,送培养,不符的扣1分;无使用或更改变应用抗生生素理由的扣1分;手术前预防应用抗生素不规范的扣1分/处 6. 缺交(接)班记录(科)、转科记录,单项否决;内容不规范,扣2分/处。接班(科) 7. 抢救记录未在抢救结束后6小时内完成,扣0.5分/处 8. 出院无上级医师(主任、副主任、主治)同意与意见,扣1分 9. 中药饮片治疗未记录四诊、辨证、治则方药,扣1分/次;中医治疗用中成药,扣1.5分/次或0.5分/项;未辨证施治的,扣1分/次;理法方药不一致,单项否决	

续表

项目	分值	检查要求	评分说明	扣分理由
有创诊疗操作记录	4	1. 各种重要有创诊疗措施应有知情同意书 2. 操作结束即刻书写记录，内容包括操作名称，时间，步骤，结果及病人的一般情况，有无不良反应，将术后注意事项及时向病人言明，操作医师签字 3. 操作后回病房应有相关医嘱的记录	1. 缺知情同意书，单项否决；重复做同一个操作，应在病程中告知记录（可免填知情同意书），无记录，扣1分 2. 缺有创诊疗操作记录，扣2分/处；记录不规范，扣0.5分/处；无操作医师签名，扣1分 3. 操作后医嘱记录不全，扣1分/处	
病程记录 围手术期相关记录	10	1. 术前需有主刀医师的查房记录（急诊手术除外） 2. 术前讨论记录内容包括术前指征，方案，可能出现的意外及防范措施，注明参加讨论者的姓名及职称，讨论意见及主持人的小结等 3. 术前小结内容包括简要病情，术前诊断，手术指征，拟施手术名称，麻醉方式，注意事项等 4. 手术知情同意书应由患方签署具体意见并目医患双方签字；内置物术前谈话记录中应记明可能选择的类型 5. 麻醉术前访视规记录，手术清点记录，麻醉记录，规范，手术安全核查表，手术风险评估表内容完整，手术、麻醉医师和巡回护士三方核对并签字 6. 手术记录由术者书写，第一助手书写时，应有手术者签名。应在术后24小时内完成，对病情危重者术后即刻完成。内容包括一般项目，手术日期，术前诊断，术后诊断，手术名称，手术者及助手的姓名，麻醉方法，手术的一般情况，手术经过，术中发现（含冰冻病理结果）及处理，切下标本处理等 7. 术中改变预定手术方案应履行知情同意，单项否决 8. 术后首次病程记录，需有术中谈话记录 9. 术后诊疗措施合理，并发症处理及时，记录完善；主刀医师术后48小时内完成查房（院外专家主刀可由一助代替） 10. 符合围手术期抗菌药物应用原则，依据充分，记录完整，给药方法及用药时间正确	1. 缺主刀医师查房，扣2分 2. 按制度应组织术前讨论而无相应记录或需行手术审批的，单项否决；讨论记录缺主持人的小结意见，扣1分/处；记录不规范，扣0.5分 3. 缺术前小结，单项否决（到急诊即手术的除外）；记录不规范，扣0.5分 4. 缺手术知情同意书，单项否决，无患方签字视为缺失（下同）；内置物签字缺项，扣2分；记录不规范，扣0.5分 5. 缺失其中任一项记录，单项否决；手术安全核查表、手术风险评估表内容缺三方签字不完整，扣1分/处 6. 缺手术记录，未在24小时内完成，非主刀或一助书写，单项否决；一助书写的无主刀医师签字，扣2分（外院主刀除外）；记录内容缺项，扣0.5分/处；内置物使用未记录，扣1分/处；术中用药（麻醉用药以外的药品）、输血未记录，扣1分/处；记录错误，扣0.5分/处 7. 术中改变预定手术方案未履行知情同意，单项否决；内容评估同前 8. 缺术后首次病程记录或术后谈话记录，单项否决；缺术中情况，术后处理和注意事项，扣1分/处 9. 术后诊疗措施不合理，并发症处理不及时，酌扣1~2分；缺主刀医师术后查房，扣2分；记录不规范，酌扣0.5分/处 10. 围手术期药物应用不合理，酌扣0.5~2分	

续表

项目		分值	检查要求	评分说明	扣分理由
	出院(死亡)记录	5	1. 于病人出院(死亡)24小时内完成,记录内容包括主诉、入院情况、入院诊断、诊疗经过、出院情况、出院(死亡)诊断,出院医嘱及注意事项。死亡记录内容除上述要求外,应记录病情演变、抢救经过、死亡原因、死亡时间具体到分钟 2. 死亡病例讨论记录在病人死亡1周内完成,内容包括讨论日期、主持人及参加人员的姓名、专业技术职务、具体讨论意见及主持人的小结意见、记录者的签字等	1. 出院(死亡)记录未在24小时内完成,单项否决;内容不全面,单项各扣分;内容不具体,酌扣0.5~1分/项;出院药物医嘱不具体或注意事项无针对性,扣1分;未记录中医调护,扣1分;死亡记录中无死亡原因和时间,扣2分 2. 死亡病例讨论未在1周内完成,单项否决;记录内容不规范,扣1分	
病程记录	输血、血制品使用	2	1. 输血或使用血液制品有知情同意、手术本人在术前完成 2. 输血必须有输血前化验检查(急诊术前留标本供术后补查)。输血或使用血液制品24小时内,病程中应有记录,内容包括使用指征、血液制品种类及量、有无不良反应等 3. 输血或使用血液制品后应有效果评价	1. 缺知情同意书,单项否决;内容有缺陷,扣0.5分/处 2. 无输血前化验检查,单项否决;24小时内未记录输血情况及不良反应情况的,扣1分;余酌扣0.5~1分 3. 缺效果评价的,扣1分	
	知情同意书	12	1. 非病人本人签署的医疗文书,需由病人签署授权委托书,病人不具备完全民事行为能力,应当由其法定代理人签字并要注明与病人的关系 2. 非手术病人72小时内知情告知符合规范。由于诊断未明、基础疾病等原因入院后手术准备时间超过5天,需行知情告知 3. 知情谈话包括特殊检查、特殊治疗、特殊检查、特殊治疗、体质异常可能有的诊疗措施风险。特殊治疗、手术等的告知书中要有医疗替代治疗与病情有重大变化、利于知情选择)、利于知情选择)。患者有诊断记录,病危(重)者要及时发病危(重)通知,要有患人的签字及时间 4. 自动出院、选择或放弃抢救措施应有病人或代理人签署意见并注明要说明原因	1. 非病人或法定代理人签署医疗文书,单项否决,授权书有重大缺陷而无效的,视为重大缺陷,酌扣0.5~2分 2. 缺情告知记录,单项否决;记录不规范或缺陷,扣0.5分/处 3. 缺相应的知情同意书、无病危(重)通知、单项否决;特殊检查、特殊治疗、特殊检查和说明,扣2分;未有选择性说明,手术知情书缺医疗代替方案内容或缺陷,扣0.5分/处;上述知情同意书有缺陷,扣1分 4. 缺知情同意,单项否决;内容有缺陷,扣0.5分/处;患方拒绝签字但未说明原因的要说明原因	

续表

项目		分值	检查要求	评分说明	扣分理由
病程记录	会诊记录	2	1. 普通会诊应当由会诊医师在会诊申请发出后48小时内完成；有急会诊时，会诊医师应在会诊申请发出后10分钟内到达 2. 申请会诊记录简要载明病人的病情及诊疗情况，申请会诊的理由和目的，申请会诊医师签字等 3. 会诊记录内容包括会诊意见、会诊医师所在的科别，会诊医师签字，外院会诊医师应注明医疗机构的名称等 4. 病程记录中要记录会诊意见执行情况	1. 急会诊记录未按时完成1次，扣2分，普通会诊记录未按时完成1次，扣0.5分 2. 会诊单不规范或缺项，扣1分 3. 会诊记录内容不规范或缺项，扣0.5分/处；院外会诊记录不符合规定，扣0.5分/处 4. 病程记录中未记录会诊意见执行情况，扣1分/次	
	住院期间辅助检查	3	1. 住院48小时以上，有血、尿常规化验结果 2. 手术病例术前完成常规检查（血常规、尿常规、血型、肝功能、肾功能、凝血功能、心电图、胸片、腹部超声等，微创、专科手术等可视病情而定） 3. 检查报告单、化验单等完整无遗漏、整齐规范，结果有标记	1. 各辅助检查单不规范，缺血或常规，扣1分 2. 一般病例，有医嘱缺报告单、日病程记录中无说明，扣1分/次 3. 对诊断与治疗有重要价值的检查（CT、MRI、内镜、活检病理等）报告缺失，单项否决	
	医嘱单	3	1. 医嘱内容应当清楚、完整、规范，禁止有非医嘱内容 2. 每项医嘱应有明确的开具时间，并有医师签名（使用工号密码管理的医嘱系统无须手工签名）	1. 书写不清，不能辨明内容，或出现非医嘱内容的，扣1分 2. 医嘱单记录不规范，扣0.5分/处；补记医嘱未予说明的，扣1分/次	
	书写基本要求	4	1. 病历资料完整，记录内容客观、准确、真实，不相互矛盾，合理避免病历内容重复制作病历内容 2. 非执业医师书写的病历应有执业医师审核签字；下级医师书写的病历应有上级医师审核签字 3. 病历修正应在该病历书房内完成修正与补充，任何券修正与划线去除，不得刮、粘、涂等掩盖或去除原有字迹 4. 打印病历的字迹应当字迹清晰，手工书写的内容应字迹清楚、病历排序正确，页码标示准确，人员签名笔迹可辨 5. 已书写成文的记录不得异时重抄，重新打印，重抄的要保留原始记录，将其附在本页后	1. 临床病历资料缺失误导归人，单项否决；复制病历内容出现严重错误的，单项否决；不当复制病历酌扣1~3分。中药饮片治疗缺处方，单项否决 2. 非执业医师书写的病历无执业医师审核签字，单项否决；其他情况未签名符合电子签名管理要求，扣0.5分/处，最高扣2分。（电子病历系统符合电子签名要求的无须手工签字） 3. 修正不符合要求，扣0.5分/处；粘贴、涂改，扣1分/处 4. 打印病历字迹不清，扣1分/页；手工书迹潦草涂改，酌扣1~2分；页码标示不全缺，扣1分；病历排序不正确，病历排序不正确的单项否决 5. 伪造、篡改病历主要内容的，重抄病历	

浙江省病历质控中心制定 　　　　检查者_____　　　检查日期_____

备注：1. 本表依据原卫生部的书写规范制定。2. 本表适用于二、三级各等级医院，专科医院参照执行。3. 手书、电脑打印病历应符合本规范内容。4. 总分为100分，按检查要求与评分说明分别评分。5. 再入院，入院不足24小时出院或死亡记录按规范要求另行评分。6. 单项否决指标计分时扣10分，不累积扣分。7. 评分表如涉及重复评分项目的，不重复扣分。8. 评分90分以下为乙级病历，80分以下为丙级病历。

附录 15

浙江省门诊病历检查评分表

科室＿＿＿＿＿　经治医师＿＿＿＿＿　患者姓名＿＿＿＿＿　病案号＿＿＿＿＿　得分＿＿＿＿＿

项目	检查内容	扣分标准	扣分及理由
病人基础信息 （10分）	病历（首页）应有病人的姓名、就诊号/病案号、性别、出生年月、身份证号、联系电话、工作单位/地址、就诊时间、科别、食物/药物过敏史等信息；每次就诊，应有就诊科室及时间	2分/项。缺食物/药物过敏史，扣5分；无就诊时间及科室，扣2分	
主诉 （5分）	记录病人就诊的主要症状、体征及持续时间；明确诊断的复诊、随访可以用诊断代替症状体征	5分	
现病史 （20分）	应记录本次起病的主要症状、体征	10分	
	应记录病人发病以来主要的诊治经过及结果	10分	
既往史 （10分）	初诊时应记录病人重要的既往病史、传染病史、手术史、月经史、生育史、家族史、长期用药史等	10分，育龄期妇女无月经史扣5分	
查体与辅助检查（15分）	应记录重要的辅助检查结果、阳性体征和必要的阴性体征，能支持疾病诊断	15分	
诊断 （10分）	规范书写疾病诊断	10分	
诊疗措施 （20分）	检查治疗项目明确、规范	10分	
	药品使用规范，对于超说明书用药应说明	5分	
	有复诊建议	5分	
病历书写基本要求（5分）	字迹清晰可辨，病历修改有医师签名及修改时间	字迹无法辨认，扣2分；医师未签名，扣3分；无修改时间，扣2分	
其他 （5分）	急诊病历的就诊时间未具体到分钟	2分	
	急诊病人无T、P、R、BP生命体征记录	3分	

注：（1）本标准依据《病历书写基本规范》制定。

（2）门诊病历质控检查建议重点抽查首诊病历、门诊疑难病历。

（3）患者的基础信息、既往疾病史在门诊病历或门诊电子病历系统可以查到的即可作为检查依据。

（4）扣分标准未注明具体扣分要求的可根据病历记录情况酌情扣分。

附录16

浙江省住院运行病历检查评分表

科室_____　　患者姓名_____　　病案号_____　　医疗组长_____

项目	检查内容	扣分标准	扣分值	扣分说明
病历完整性（20分）	现病历资料完整,无内容缺失(入院记录、首次病程记录、日常病程记录、查房记录、讨论记录、各类诊疗知情同意书、围手术期资料、各类报告单等内容完整)	出现内容缺失,扣5分/项		
书写及时性（20分）	病历书写符合时限要求(入院记录24小时内、首次病程记录8小时内、主治医师首次查房48小时内、抢救记录6小时内、手术记录24小时内、术后病程记录即刻、术后主刀查房48小时内、转接科记录24小时内完成,会诊时限符合要求)	不符合时限要求,扣2分/项;医嘱不符合要求,扣1分/处,最多扣5分		
	医嘱开立及时,补记医嘱有注明			
内容准确性（10分）	病历内容准确,记录信息一致,无严重错误	5分		
	病历修正符合要求,医师签字(包括上级医师审核签字)及时,字迹清晰可辨	不符合要求,扣1分/处		
诊疗知情同意（20分）	各类诊疗知情同意书、病情谈话内容规范、完整,告知诊疗知情同意书具有可替代方案	内容、签字不规范,扣2分/处,无效签字视为缺失。		
	谈话、签字及时有效,医师的签名时间在前			
	授权书规范			
病历内涵质量（30分）	主诉与现病史相对应,现病史体现疾病的发生、演变、诊疗等方面的详细情况	内容不符合要求的,可酌扣1~3分/处,对于每评分项最多扣3分		
	首次病程记录体现病例特点、初步诊断及诊断依据,检查治疗计划具体			
	重要化验、特殊检查、病理检查等结果或病情变化、诊疗措施改变有记录和分析,有效果观察			
	上级医师查房时提出具体诊断、治疗意见			
	记录会诊及会诊意见的执行情况			
	修正、补充诊断,在病程记录中记录相应的诊断依据			
	疑难病例讨论或术前讨论记录规范,意见明确			
	抢救记录体现病情变化、抢救措施及结果,内容与抢救医嘱相一致			
	手术病人术后首次病程记录规范,术后诊疗措施合理,并发症处理及记录及时、完善			
	诊疗措施遵循规范,无违反用药原则			

说明:知情同意与内涵质量部分如出现内容缺失的按"病历完整性要求扣分";得分90分以下的为不合格病历。

得分:_____　　专家签名:_____　　日期:_____

附录 17

遗传性疾病患者两系Ⅲ级亲属询问表

亲属等级	关系	称谓	血缘关系
Ⅰ	父母	父、母	1/2
	同胞	兄、弟、姐、妹	
	子女	子、女	
Ⅱ	父之父母	祖父、祖母	1/4
	母之父母	外祖父、外祖母	
	父之兄弟	伯父、叔父	
	父之姐妹	大姑(母)、小姑(母)	
	母之兄弟	大舅、小舅	
	母之姐妹	大姨(妈)、小姨(妈)	
	兄弟之子女	侄、侄女	
	姐妹之子女	甥、甥女	
	子之子女	孙、孙女	
	女之子女	外孙、外孙女	
Ⅲ	祖父之父母	曾祖父母	1/8
	祖母之父母	曾外祖父母	
	外祖父之父母	外曾祖父母	
	外祖母之父母	外曾外祖父母	
	祖父之兄弟	伯叔祖父	
	祖父之姐妹	姑祖母	
	祖母之兄弟	舅祖父	
	祖母之姐妹	姨祖母	
	外祖父之兄弟、	伯叔外祖父	
	外祖父之姐妹	姑外祖母	
	外祖母之兄弟	舅外祖父	
	外祖母之姐妹	姨外祖母	
	伯叔父之子女	堂兄弟姐妹	
	姑母之子女	姑表兄弟姐妹	

续表

亲属等级	关系	称谓	血缘关系
Ⅲ	舅父之子女	舅表兄弟姐妹	1/8
	姨母之子女	姨表兄弟姐妹	
	孙之子女	重孙、重孙女	
	孙女之子女	重外孙、重外孙女	
	外孙之子女	外重孙、外重孙女	
	外孙女之子女	外重外孙、外重外孙女	
	侄之子女	侄孙、侄孙女	
	侄女之子女	侄外孙、侄外孙女	
	甥之子女	甥孙、甥孙女	
	甥女之子女	甥外孙、甥外孙女	